助力健康中国建设：国新健康实践研究

王琬　谭琳子　赵明月/著

中国劳动社会保障出版社

图书在版编目（CIP）数据

助力健康中国建设：国新健康实践研究 / 王琬，谭琳子，赵明月著. -- 北京：中国劳动社会保障出版社，2025. -- ISBN 978-7-5167-7034-4

I. R199.2

中国国家版本馆 CIP 数据核字第 2025GP5901 号

助力健康中国建设：国新健康实践研究
ZHULI JIANKANG ZHONGGUO JIANSHE：
GUO XIN JIANKANG SHIJIAN YANJIU

中国劳动社会保障出版社出版发行
（北京市惠新东街 1 号　邮政编码：100029）

*

北京利丰雅高长城印刷有限公司印刷装订　　新华书店经销
787 毫米 ×1092 毫米　16 开本　15.75 印张　213 千字
2025 年 5 月第 1 版　2025 年 5 月第 1 次印刷
定价：78.00 元

营销中心电话：400-606-6496
出版社网址：https://www.class.com.cn

版权专有　　侵权必究

如有印装差错，请与本社联系调换：（010）81211666
我社将与版权执法机关配合，大力打击盗印、销售和使用盗版图书活动，敬请广大读者协助举报，经查实将给予举报者奖励。
举报电话：（010）64954652

前言

推进健康中国建设是社会各界共同的责任，市场主体在其中发挥着不可替代的作用。一方面，市场所提供的健康产品与服务满足着人民群众不断增长的健康需求；另一方面，市场作为活跃的社会力量，是推动健康治理现代化的重要动力。与此同时，数字经济的蓬勃发展推动着健康产业数字化转型升级，势必为健康中国建设注入新的活力。因此，考察健康产业的发展情况、探讨企业如何参与健康中国建设，对于完善相关政策体系、充分发挥市场主体作用具有重要意义。基于此，在全面推进健康中国建设和健康产业转型升级的背景下，本书以健康大数据产业中的代表性央企——国新健康保障服务集团股份有限公司（简称国新健康）为例，深入分析企业参与健康中国建设的成效、问题与未来发展。

本书从全民共建共享健康保障的视角出发，力求全方位地展现国新健康参与健康中国建设的实践经验并对其实践效果进行评估，既充分反映国新健康的实践成效,也不回避存在的问题,进而为企业更好地参与健康中国建设提供思路。全书共计八章。第一章从时代背景、政策依据、现实要求和基础条件四个方面系统介绍了企业参与健康中国建设的背景与意义。第二章介绍了国新健康的发展历程、企业定位、业务体系和特点,力图全面刻画国新健康参与健康中国建设的背景和条件。第三章、第四章、第五章、第六章以国新健康的四大业务体系为脉络,以国新健康与各地医保局、药监局、卫生健康委、医疗机构合作的20个案例为基础,系统介绍了国新健康助力数字医保、数字医疗、数字医药和健康保障创新服务建设的探索实践。第七章构建了基于政策环境、市场环境、行业贡献和企业自身发展的四维指标体系,评估了以国新健康为代表的市场主体参与健康中国建设的总体成效。第八章基于国新健康的实践及其评估,对企业参与健康中国建设的发展前景作出展望,进而提出了促进企业参与健康中国建设的发展建议。

  本项研究于2022年启动,由郑功成教授提出本书的研究思路、基本框架。对外经济贸易大学保险学院教授王琬、中国人民大学中国社会保障研究中心博士生谭琳子和赵明月三位作者负责开展专题调研并承担撰写任务。其中,赵明月负责撰写第一章,谭琳子负责撰写第二章、第三章、第四章,以及对国新健康副总裁兼国新健康研究院院长孙立群的访谈整理;王琬负责撰写第五章、第六章、第七章、第八章。国新健康提供了丰富的资料并对调研活动给予了全面配合。2023年8月本书初稿完成后,课题组向案例中涉及的19家单位发函征求意见和建议,9家单位反馈了宝贵意见,并补充提供了相关数据资料。随后,书稿由王琬、谭琳子进行统稿,在对有关内容进一步修订后定稿。

  感谢郑功成教授对本项研究的指导。

  感谢国新健康副总裁兼国新健康研究院院长孙立群给予的大力支持与帮助。

  感谢国新健康、国新健康研究院、金华市医疗保障局、南京市医疗保障局、温州市医疗保障局、杭州市医疗保障局、甘肃省药品监督管理局以及湖南省药品监督管理局等在专题调研与书稿撰写过程中提供的直接帮助。

期望本书能够有助于社会各界深入了解市场主体参与健康中国建设的现状与未来发展，同时能够为行政部门制定相关政策以及市场主体积极参与健康中国建设提供有价值的参考。

作　者

2024 年 11 月 18 日

目 录

第一章　导论 ··· 1
第一节　企业参与健康中国建设的背景 ··· 1
第二节　健康中国建设中健康产业的发展 ··· 12
第三节　企业参与健康中国建设的实践与意义 ··· 17

第二章　国新健康的发展实践 ··· 22
第一节　国新健康的发展历程 ··· 23
第二节　国新健康在健康产业中的发展 ··· 29
第三节　国新健康的业务体系 ··· 35
第四节　国新健康的优势与挑战 ··· 42

第三章　国新健康的数字医保服务 ······ 55
第一节　支付方式管理综合服务 ······ 56
第二节　医保基金综合监管服务 ······ 84
第三节　数字医保服务的影响 ······ 92

第四章　国新健康的数字医疗服务 ······ 96
第一节　院内精细化管理服务 ······ 97
第二节　卫生健康综合监管服务 ······ 109
第三节　数字医疗服务的影响 ······ 117

第五章　国新健康的数字医药服务 ······ 121
第一节　监管追溯服务 ······ 122
第二节　药物警戒服务 ······ 126
第三节　数字医药服务的影响 ······ 130

第六章　国新健康的健康保障创新服务 ······ 133
第一节　处方流转服务 ······ 134
第二节　健康管理服务 ······ 136
第三节　健康保障创新服务的影响 ······ 141

第七章　对国新健康的基本评估 ······ 144
第一节　政策环境 ······ 144
第二节　市场环境 ······ 148
第三节　行业贡献 ······ 152

第四节　企业自身发展 ………………………………… 156
   第五节　基本结论 ……………………………………… 158

第八章　未来展望 …………………………………………… 161
   第一节　企业参与健康中国建设的未来图景 ………… 161
   第二节　企业参与健康中国建设的发展空间与主攻方向 ……… 166
   第三节　优化企业参与健康中国建设的外部环境 …………… 170
   第四节　激发企业参与健康中国建设的内生动力 …………… 174

附录1　国新健康访谈记录稿 ………………………………… 180

附录2　国务院办公厅关于促进和规范健康医疗大数据应用发展的指导意见 ……………………………………………… 195

附录3　关于印发《促进健康产业高质量发展行动纲要（2019—2022年）》的通知 ……………………………………… 204

附录4　关于印发"十四五"全民健康信息化规划的通知 …………… 217

第一章 导论

健康中国战略是重要的国家战略，关乎中国式现代化进程中全体人民全生命周期的健康安全。推进健康中国建设是社会各界共同的责任，市场主体在其中发挥着不可替代的重要作用。本章从市场参与主体视角出发，探讨企业参与健康中国建设的背景、产业发展和重要意义。

第一节 企业参与健康中国建设的背景

一、时代背景：健康中国建设全面推进，数字经济蓬勃发展

党的二十大报告提出了全面建成社会主义现代化强国、以中国式现代化全面推进中华民族伟大复兴的新的使命任务。在扎实推进共同富裕、

迈向中国式现代化的新征程中，健康日益成为人民群众的普遍诉求。全民健康是人民追求美好生活的基础条件，也是全面建设中国式现代化强国的必然要求。早在2016年10月，我国就出台了《"健康中国2030"规划纲要》，将"健康中国"作为一项国家战略正式推进。《"健康中国2030"规划纲要》出台后，各项健康中国行动方案逐步落实。"十三五"期间，居民人均预期寿命从76.3岁提高到77.3岁，主要健康指标总体上优于中高收入国家平均水平，健康中国建设取得良好开局。2021年3月，《中华人民共和国国民经济和社会发展第十四个五年规划和2035年远景目标纲要》颁布，进一步提出，要深入实施健康中国行动，为人民提供全方位全生命期健康服务。在中国式现代化进程日益推进、人民美好生活需要不断升级的背景下，健康中国建设到了全面推进的新阶段。

伴随着健康中国建设稳步推进，社会经济发展有了新形势、新变化。互联网、大数据、人工智能等数字技术创新活跃，数据作为新的生产要素渗透到了经济社会各领域全过程，传统产业向数字化方向转型升级，新产业、新业态、新模式层出不穷，由此形成了继农业经济、工业经济之后数字经济蓬勃发展的新局面。[①]2022年12月，《中共中央 国务院关于构建数据基础制度更好发挥数据要素作用的意见》发布，提出要加快构建数据基础制度，充分发挥我国海量数据规模和丰富应用场景优势，激活数据要素潜能，做强做优做大数字经济。国家统计局发布的《数字经济及其核心产业统计分类（2021）》将"数字经济"定义为"以数据资源作为关键生产要素、以现代信息网络作为重要载体、以信息通信技术的有效使用作为效率提升和经济结构优化的重要推动力的一系列经济活动"[②]，并将数字经济产业范围分为了数字产品制造业、数字产品服务业、数字技术应用业、数字要素驱动业和数字化效率提升业5个大类。《中国数字经济发展研究报告（2023年）》相关统计数据显示，2022年，我国数字经济规模达到

---

① 何立峰.国务院关于数字经济发展情况的报告［EB/OL］.（2022-11-14）［2023-10-12］.http://www.npc.gov.cn/npc/c2/c30834/202211/t20221114_320397.html.

② 国家统计局.数字经济及其核心产业统计分类（2021）［EB/OL］.（2021-05-27）［2023-10-11］.https://www.gov.cn/gongbao/content/2021/content_5625996.htm.

50.2万亿元，占国内生产总值（GDP）的比重达41.5%，同比名义增长10.3%。数字技术赋能实体经济，推动实体经济产业升级，2022年数字经济中产业数字化规模为41万亿元，占数字经济的81.7%。①

顺应数字经济发展趋势，健康产业数字化转型趋势明显。近几年来，大数据、人工智能、云计算等数字技术被广泛应用于健康领域，推动传统健康产业转型升级，助力健康大数据等新兴业态飞速发展，为推进健康中国建设带来了新动力。健康产业数字化应用领域广泛，主要有医药电商、互联网医院、智慧健康管理、医院信息平台、医保信息平台等，国新健康保障服务集团股份有限公司（简称国新健康）就属于应用数字技术提供健康保障服务的代表性企业之一。《数字中国发展报告（2022）》相关数据显示，数字化向医疗健康全领域加速渗透，远程医疗服务平台已覆盖全国31个省份，2022年全年共开展远程医疗服务超2670万人次；截至2022年10月，全国设置超过2700家互联网医院，开展互联网诊疗服务超过2590万人次；全国统一的医保信息平台全面建成，有效覆盖全体参保人。② 健康领域的数字化大大促进了健康治理能力升级、服务模式创新和管理效率提升。③ 这将为健康中国建设注入源源不断的活力，提供全方位的信息技术支撑。

二、政策依据：健康中国战略支持健康产业发展

健康中国战略确立前，企业作为市场力量在健康领域中一直处于探索发展状态。改革开放后，市场机制取代国家指令性计划成为资源分配的新力量，国内外市场力量的涌入与政府政策管制的放松等诸多因素使得各种性质的企业涌现出来，其中一大批企业进入了健康行业，尤以社会资本举办、注资医疗机构为代表。虽然这一时期尚未有专项政策文件

---

① 中国信息通信研究院.中国数字经济发展研究报告（2023年）[R].北京：中国信息通信研究院，2023.

② 国家互联网信息办公室.数字中国发展报告（2022年）[EB/OL].（2023-05-23）[2023-10-12].http://www.cac.gov.cn/2023/05/22/c_1686402318492248.htm.

③ 曹霞，武留信.2021—2022年中国健康管理与健康产业数字化发展报告[M]//武留信.中国健康管理与健康产业发展报告 No.5（2022）.北京：社会科学文献出版社，2022：1-20.

出台，但市场力量已进入健康领域，并在满足人民群众不断增长的健康需求中扮演着越来越重要的角色。

"健康中国"被确立为国家战略后，健康产业发展开始进入新的历史阶段。2016年10月，中共中央、国务院印发《"健康中国2030"规划纲要》（简称《纲要》），这是新中国成立后首次在国家层面提出健康领域的中长期规划，也是推进健康中国建设的宏伟蓝图和行动纲领。《纲要》对健康中国推进的总体战略、普及健康生活、优化健康服务、完善健康保障、建设健康环境、发展健康产业、健全支撑与保障、强化组织实施8个方面作出了细致的明确规定，要求在健康中国建设中"调动社会力量的积极性和创造性"，明确企业应在健康中国建设推进过程中充分发挥其功能作用，尤其明确规划了企业在社会力量办医、健康服务、健身休闲运动产业、医药技术创新等重要领域中的发展方向与实践路径（详见表1–1）。

表1–1 《"健康中国2030"规划纲要》中有关企业参与的内容

类别	有关企业参与的内容
总体战略	1. 以普及健康生活、优化健康服务、完善健康保障、建设健康环境、发展健康产业为重点，把健康融入所有政策，加快转变健康领域发展方式，全方位、全周期维护和保障人民健康 2. 健康服务从规模扩张的粗放型发展转变到质量效益提升的绿色集约式发展 3. 加强环境治理，保障食品药品安全；推动健康服务供给侧结构性改革，卫生计生、体育等行业要主动适应人民健康需求；推动健康产业转型升级，满足人民群众不断增长的健康需求 4. 全民健康素养提高，健康生活方式全面普及，有利于健康的生产生活环境建设，食品药品安全保障；优质高效的整合型医疗卫生服务体系和完善的全民健身公共服务体系建设工作，健康保障体系进一步完善，健康科技创新整体实力位居世界前列，健康服务质量和水平明显提高；健康产业规模显著扩大 5. 建立起体系完整、结构优化的健康产业体系，形成一批具有较强创新能力和国际竞争力的大型企业，成为国民经济支柱性产业 6. 健康服务业总规模在2020年要超过8万亿元，到2030年要达到16万亿元

续表

类别	有关企业参与的内容
普及健康生活	加强全民健身组织网络建设，扶持和引导基层体育社会组织发展
优化健康服务	1. 发展中医药健康服务，加快打造全产业链服务的跨国公司和国际知名的中国品牌 2. 建立大宗、道地和濒危药材种苗繁育基地，促进中药材种植业绿色发展 3. 鼓励社会力量兴办医养结合机构
完善健康保障	1. 健全以基本医疗保障为主体、其他多种形式补充保险和商业健康保险为补充的多层次医疗保障体系。加强基本医保、城乡居民大病保险、商业健康保险与医疗救助等的有效衔接 2. 全面实现医保智能监控，将医保对医疗机构的监管延伸到医务人员。逐步引入社会力量参与医保经办 3. 落实税收等优惠政策，鼓励企业、个人参加商业健康保险及多种形式的补充保险。丰富健康保险产品，鼓励开发与健康管理服务相关的健康保险产品。促进商业保险公司与医疗、体检、护理等机构合作，发展健康管理组织等新型组织形式。到2030年，现代商业健康保险服务业进一步发展，商业健康保险赔付支出占卫生总费用比重显著提高 4. 推进药品、医疗器械流通企业向供应链上下游延伸开展服务，形成现代流通新体系 5. 按照政府调控和市场调节相结合的原则，完善药品价格形成机制
建设健康环境	1. 深入开展大气、水、土壤等污染防治 2. 实施工业污染源全面达标排放计划 3. 强化安全生产和职业健康
发展健康产业	1. 优化多元办医格局。进一步优化政策环境，优先支持社会力量举办非营利性医疗机构，推进和实现非营利性民营医院与公立医院同等待遇。鼓励医师利用业余时间、退休医师到基层医疗卫生机构执业或开设工作室。个体诊所设置不受规划布局限制。破除社会力量进入医疗领域的不合理限制和隐性壁垒。逐步扩大

续表

类别	有关企业参与的内容
发展健康产业	外资兴办医疗机构的范围。加大政府购买服务的力度,支持保险业投资、设立医疗机构,推动非公立医疗机构向高水平、规模化方向发展,鼓励发展专业性医院管理集团。加强政府监管、行业自律与社会监督,促进非公立医疗机构规范发展 2. 发展健康服务新业态。(1) 积极促进健康与养老、旅游、互联网、健身休闲、食品融合,催生健康新产业、新业态、新模式。发展基于互联网的健康服务,鼓励发展健康体检、咨询等健康服务,促进个性化健康管理服务发展,培育一批有特色的健康管理服务产业,探索推进可穿戴设备、智能健康电子产品和健康医疗移动应用服务等发展。规范发展母婴照料服务。培育健康文化产业和体育医疗康复产业。制定健康医疗旅游行业标准、规范,打造具有国际竞争力的健康医疗旅游目的地。大力发展中医药健康旅游。打造一批知名品牌和良性循环的健康服务产业集群,扶持一大批中小微企业配套发展。(2) 引导发展专业的医学检验中心、医疗影像中心、病理诊断中心和血液透析中心等。支持发展第三方医疗服务评价、健康管理服务评价,以及健康市场调查和咨询服务。鼓励社会力量提供食品药品检测服务。完善科技中介体系,大力发展专业化、市场化医药科技成果转化服务 3. 积极发展健身休闲运动产业。进一步优化市场环境,培育多元主体,引导社会力量参与健身休闲设施建设运营。推动体育项目协会改革和体育场馆资源所有权、经营权分离改革,加快开放体育资源,创新健身休闲运动项目推广普及方式,进一步健全政府购买体育公共服务的体制机制,打造健身休闲综合服务体。鼓励发展多种形式的体育健身俱乐部,丰富业余体育赛事,积极培育冰雪、山地、水上、汽摩、航空、极限、马术等具有消费引领特征的时尚休闲运动项目,打造具有区域特色的健身休闲示范区、健身休闲产业带 4. 加强医药技术创新。完善政产学研用协同创新体系,推动医药创新和转型升级。加强专利药、中药新药、新型制剂、高端医疗器械等创新能力建设,推动治疗重大疾病的专利到期药物实现仿制上市。大力发展生物药、化学药新品种、优质中药、高性

续表

类别	有关企业参与的内容
发展健康产业	能医疗器械、新型辅料包材和制药设备，推动重大药物产业化，加快医疗器械转型升级，提高具有自主知识产权的医学诊疗设备、医用材料的国际竞争力。加快发展康复辅助器具产业，增强自主创新能力。健全质量标准体系，提升质量控制技术，实施绿色和智能改造升级，到2030年，药品、医疗器械质量标准全面与国际接轨 5. 提升产业发展水平。发展专业医药园区，支持组建产业联盟或联合体，构建创新驱动、绿色低碳、智能高效的先进制造体系，提高产业集中度，增强中高端产品供给能力。大力发展医疗健康服务贸易，推动医药企业走出去和国际产业合作，提高国际竞争力。到2030年，具有自主知识产权新药和诊疗装备国际市场份额大幅提高，高端医疗设备市场国产化率大幅提高，实现医药工业中高速发展和向中高端迈进，跨入世界制药强国行列。推进医药流通行业转型升级，减少流通环节，提高流通市场集中度，形成一批跨国大型药品流通企业
健全支撑与保障	1. 推进综合监管，加强行业自律和诚信建设，鼓励行业协会商会发展，充分发挥社会力量在监管中的作用 2. 加快生物医药和大健康产业基地建设，培育健康产业高新技术企业，打造一批医学研究和健康产业创新中心，促进医研企结合，推进医疗机构、科研院所、高等学校和企业等创新主体高效协同 3. 发展组学技术、干细胞与再生医学、新型疫苗、生物治疗等医学前沿技术，加强慢病防控、精准医学、智慧医疗等关键技术突破，重点部署创新药物开发、医疗器械国产化、中医药现代化等任务，显著增强重大疾病防治和健康产业发展的科技支撑能力 4. 全面建成统一权威、互联互通的人口健康信息平台，规范和推动"互联网＋健康医疗"服务，创新互联网健康医疗服务模式，持续推进覆盖全生命周期的预防、治疗、康复和自主健康管理一体化的国民健康信息服务。实施健康中国云服务计划，全面建立远程医疗应用体系，发展智慧健康医疗便民惠民服务

类别	有关企业参与的内容
健全支撑与保障	5. 推进健康医疗大数据应用。加强健康医疗大数据应用体系建设，推进基于区域人口健康信息平台的医疗健康大数据开放共享、深度挖掘和广泛应用。消除数据壁垒，建立跨部门跨领域密切配合、统一归口的健康医疗数据共享机制，实现公共卫生、计划生育、医疗服务、医疗保障、药品供应、综合管理等应用信息系统数据采集、集成共享和业务协同。建立和完善全国健康医疗数据资源目录体系，全面深化健康医疗大数据在行业治理、临床和科研、公共卫生、教育培训等领域的应用，培育健康医疗大数据应用新业态

为了培育健康产业体系、发展健康服务新业态，以充分调动市场主体的力量，我国发布了一系列鼓励健康产业发展的指导性文件和政策性文件，由此形成了企业参与健康中国建设的政策支持体系。宏观上，以《纲要》和《中共中央关于制定国民经济和社会发展第十四个五年规划和二〇三五年远景目标的建议》（简称《建议》）为总的统领性文件。《纲要》中"共建共享、全民健康"的战略主题，要求统筹社会、行业和个人以形成维护和促进健康的强大合力，促进全社会广泛参与，调动社会力量的积极性和创造性，充分表明作为社会力量的市场主体在努力实现"发展健康产业"的战略任务过程中必将、必须在"多层次、多元化的社会共治格局"中发挥重要作用。同时，《纲要》明确了"健康产业规模显著扩大"的目标，要求"建立起体系完整、结构优化的健康产业体系，形成一批具有较强创新能力和国际竞争力的大型企业，成为国民经济支柱性产业"，明确了包括国新健康在内的企业主体在未来市场发展中的定位。此外，《纲要》还强调要"充分发挥社会力量在监管中的作用"，以"推动健康相关行业科学发展，简化健康领域公共服务流程"。《建议》则总体规划了健康产业的中长期发展目标，即要深化大健康理念，建立健康管理体系，实施影响群众健康突出问题攻坚行动，推进建设大健康产业基地。在此基础上，构建起了包括《健康中国行动（2019—2030年）》《国务院关于实施健康中国行动的意见》（国发〔2019〕13号）、《促进

健康产业高质量发展行动纲要（2019—2022年）》《中共中央 国务院关于深化医疗保障制度改革的意见》《"十四五"国民健康规划》等多项具体政策在内的较为完整的政策体系，为健康产业健康发展奠定了政策基础。

三、现实要求：人口老龄化与民生健康需求转型升级

人口老龄化是健康中国战略推进过程中必须应对的巨大挑战，也是企业参与健康中国建设的重要突破口。第七次全国人口普查数据显示，我国60岁及以上老年人口为2.64亿人，占比18.7%；65岁及以上老年人口为1.91亿人，占比13.5%。随着我国人口老龄化程度不断加深，老年群体的医疗卫生服务需求总量与需求类型也相较于以往有明显变化。人口老龄化的加速发展使如何应对健康维护与医疗、护理的成本上升成为健康中国建设中必须回应的重要和关键问题之一。2021年世界卫生组织发布的《世界卫生统计》报告显示，2019年中国人口整体预期寿命为77.4岁，但健康预期寿命仅为68.5岁且男性群体的健康预期寿命有所下降，人均需要医疗健康服务介入的生存时间接近10年，其间所产生的巨大的医疗卫生及健康管理需求，对医疗卫生系统、医疗保障制度等多方社会制度安排而言，均是一个非常艰巨的挑战。让这一挑战更为严峻的是近年来中国居民疾病谱的变化。我国疾病谱正在从以传染性疾病为主加速转向以高血压、糖尿病、心血管疾病、呼吸系统疾病、脑卒中、肿瘤等慢性非传染性疾病为主。慢性病患者年轻化趋势明显[1]，但我国慢性病知晓率、治疗率、控制率严重不足，健康管理水平与需求均尚未达到合意水平。以慢性病为主的疾病谱与慢性病患者年轻化趋势均表明，我国健康管理与疾病预防方面的服务供给仍然不足，而健康中国建设中明确以"全方位、全周期维护和保障人民健康"为目标、要通过"预防为主、防治结合"方式实现"减少疾病发生"的目标，其中产生的供需缺

---

[1] 华颖.健康中国建设：战略意义、当前形势与推进关键[J].国家行政学院学报，2017（6）：105-111，163.

口必须加以补足。仅仅依靠政府力量弥补这一缺口显然是难以实现的，为此必须充分调动市场和社会的力量，充分发挥市场主体的作用。

进入新时代和新经济发展阶段后，民生需求已经从解决温饱提升为对美好生活的需要，健康需求也相应从原有"治病"到"治未病"，"大健康"作为新的健康价值观念被逐渐认识、确立。一方面，对于治病而言，不同收入群体有着多样化的医疗服务诊治需求，部分需求已经超出了现有法定医疗保障制度（简称医保制度）所能够提供的基本保障范畴，由此产生人民群众未被满足的医疗服务诊治需求；另一方面，由于疾病的预防愈发重要，居民需要各种健康管理服务及知识，且随着经济社会发展与科学技术水平的不断进步，健康管理服务、医疗服务等需求必然会随之不断增加，也更加个性化，由此产生人民群众未被满足的疾病预防与健康管理需求。上述两种需求在未来一段时间内如何满足，实际上是企业参与健康中国建设的一个重要抓手。企业参与健康中国建设的另一个重要抓手，在于不断增加的医疗费用负担。我们在肯定现有医保制度取得成就的同时，也应该深刻意识到现有医保制度保障水平尚不能够充分化解人民群众的疾病后顾之忧。相关统计数据显示，2021年个人卫生支出占卫生总费用的27.60%，城镇职工基本医疗保险（简称职工医保）和城乡居民基本医疗保险（简称城乡居民医保）政策范围内的基金支付比例分别为84.4%和69.3%。这表明，居民个人医疗费用的自付比例依然较高。而一旦发生灾难性医疗卫生支出，不少家庭将陷入贫病交加、生存难以为继的境地，这显然与美好生活目标相违背。为此，在法定医保制度还只能保基本的情境下，企业如何保障"补充"需求以提升社会整体健康水平、推进健康中国建设，就成为当下及未来一段时间内的重要任务之一。

四、基础条件：制度、物质、技术条件快速进步

在《纲要》明确健康中国战略推进企业参与的发展方向及内容的同时，企业参与健康中国建设也具备了一定的现实基础。

深入推进各领域改革实际上已经为企业参与健康中国建设奠定了制

度基础，尤其是医疗卫生相关领域的改革取得了显著成效。医疗领域中，公立医院回归公益性基本成为各界共识，公立医疗机构与非公立医疗机构在医疗卫生服务市场上的定位将进一步明晰。尽管健康中国建设遵从"大健康"理念，强调疾病诊治从"治病"转向"治未病"，疾病诊治在未来很长时间内仍然是健康中国建设的重中之重。因此，企业如何抓住公立医院回归公益性的制度改革契机，以明确其在医疗市场中的准确定位、构建多元办医格局以满足多样化医疗服务需求，就构成了企业在健康中国建设中充分发挥作用的重要内容。与之相应的，医疗保障制度在完成组建国家医保局、推动城乡居民基本医疗保险制度合并等多项重大改革任务后，已经出台医保制度建设的顶层设计《中共中央 国务院关于深化医疗保障制度改革的意见》和《"十四五"全民医疗保障规划》，对医保制度建设当前及未来一段时间内的发展目标、方向作出了明确规定，构成了企业充分参与健康中国建设的另一个重要契机。除商业健康保险等保险产品外，在深化医保制度改革、促进医保制度基本成熟定型，以及医疗卫生服务效率与质量提升、医疗费用合理有效控制等多个方面还需要企业充分发挥其市场活力。

企业良好的资金条件与不断提升的技术水平为企业参与健康中国建设奠定了物质基础。改革开放至今已有四十余年，企业已经积累了一定的资金作为物质基础并具备创新发展的能力。以医药制造企业为例（如图 1-1 所示），其新产品销售收入从 2016 年的 5 423 亿元上涨到 2021 年的 11 045 亿元，相关发明专利也从 3.7 万件增加至 6.5 万件，整体创新能力均有显著提升，且整体进入了"创新－变现"的良性循环之中。近几十年来，信息化、数字化、智能化等信息技术飞速发展，这些技术已经被广泛应用于健康领域之中，与此同时，还涌现出了一批专门提供健康相关服务的新兴的、数智化的健康产业。物质的积累与技术的革新为企业发展创新提供了不竭的动力，也为市场参与健康中国建设提供了活力源泉。

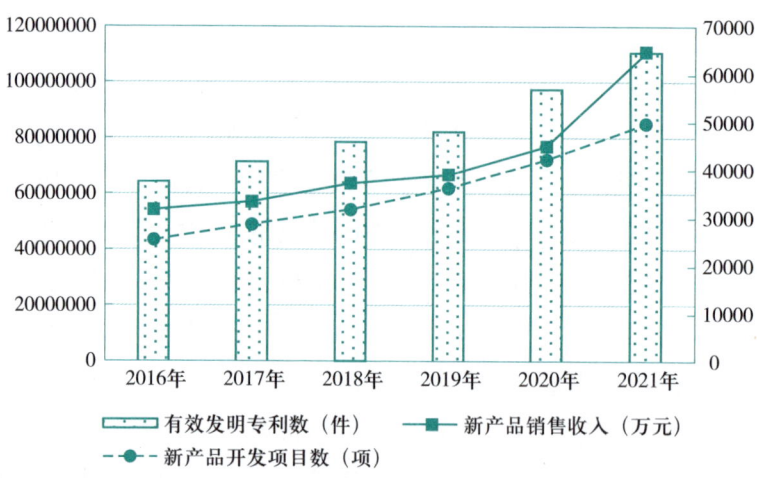

图1-1　2016—2021年医药制造企业专利及新产品开发情况
资料来源：依据历年中国统计年鉴数据整理。

第二节　健康中国建设中健康产业的发展

一、健康产业的概念界定

讨论企业如何参与健康中国建设、如何发展健康产业，首先要明确健康产业的概念。健康产业在具体界定中并未形成明确的合意观点。一般认为健康产业有狭义和广义之分。狭义的健康产业是指经济体系中向患者提供疾病预防、治疗、康复等服务部门的总和，与中国的医疗卫生服务业相对应，也就是"以医疗卫生知识和技术为基础，以维护与促进人类身体健康状况或预防健康状况恶化为主要目的，直接服务于人民健康相关活动的集合。它对应人类面临的不同健康问题，可以分为治疗服务、康复服务、长期护理服务、辅助性服务、药品和医疗用品零售、预防服务等"[1]。广义的健康产业既包括狭义的内容，也包括向健康人群提供保健产品和保健服务的经济活动。[2] 也有学者认为，广义的大健康产业可

---

[1] 张车伟，宋福兴.中国大健康产业发展报告（2018）[M].北京：社会科学文献出版社，2019.
[2] 张车伟，赵文，程杰.中国大健康产业：属性、范围与规模测算 [J].中国人口科学，2018（5）：17-29，126.

以划分为狭义的医药产业和健康产业。①

目前尚未形成一致的大健康产业统计口径，比较权威的分类是2019年国家统计局发布的《健康产业统计分类（2019）》（国家统计局令第27号）。这一统计分类将"健康产业"定义为"以医疗卫生和生物技术、生命科学为基础，以维护、改善和促进人民群众健康为目的，为社会公众提供与健康直接或密切相关的产品（货物和服务）的生产活动集合"②。健康产业被划分为医疗卫生服务，健康事务、健康环境管理与科研技术服务，健康人才教育与健康知识普及，健康促进服务，健康保障与金融服务，智慧健康技术服务，药品及其他健康产品流通服务，其他与健康相关服务，医药制造，医疗仪器设备及器械制造，健康用品、器材与智能设备制造，医疗卫生机构设施建设，中药材种植、养殖和采集13个大类。可见，健康产业的内涵和范畴非常丰富，不仅指传统意义上的医疗服务，还包含了与促进健康相关的产品与服务。健康产业首先涉及满足人民健康需求的各类活动中的那些具有"产业"性质的领域，通常是以形成一定"产品"或"服务"的供求关系的方式进行的市场化的生产性经济活动；其次，健康产业只有在整体上满足具有支付能力的需求，以此为主要服务对象，并不断满足这样的有效需求的情况下，才能不断发展，并作为"产业"而存在。③

二、健康产业的发展现状

（一）产业经济规模庞大、细分行业众多

不少统计数据表明，我国健康产业的规模十分庞大，且仍然处在飞速发展之中。由于健康产业涉及的行业众多，数据采集难，所以对于健

---

① 唐钧.大健康与大健康产业的概念、现状和前瞻：基于健康社会学的理论分析[J].山东社会科学，2020（9）：81-87.
② 国家统计局.健康产业统计分类（2019）[EB/OL].（2019-04-01）[2022-08-06].https://www.gov.cn/gongbao/content/2019/content_5421550.htm.
③ 金碚.关于大健康产业的若干经济学理论问题[J].北京工业大学学报（社会科学版），2019，19（1）：1-7,84.

康产业或健康服务业的规模尚无统一的测算范围，但已有的一些统计数据能够反映健康产业的总体发展状况。据国家卫生健康委卫生发展研究中心核算，2019年全国健康服务业总规模（健康产业增加值）为70 148亿元，比2018年增长12.4%，占GDP的比重为7.08%。[①] 普华永道的数据显示，2020年中国大健康市场规模已达到13万亿元，且在过去8年中高速发展，市场规模年复合增长率高达13%。[②]《2021年中国大健康产业数字化发展白皮书》对中国大健康产业的经济规模进行了具体测算（见表1-2）。数据显示，2015—2020年，大健康产业的规模不断扩大，2020年达到了近9万亿元，并预计在四年后增长至13.4万亿元。

表1-2　　　　中国大健康产业的经济规模估算

（单位：十亿元）

年份	医疗健康服务	药品市场	非药品市场	消费医疗健康服务	医疗健康基础设施	总市场规模
2015	2 954	1 221	582	319	96	5 172
2016	3 317	1 329	666	409	113	5 834
2017	3 698	1 430	769	493	131	6 521
2018	4 111	1 533	890	617	151	7 302
2019	4 543	1 633	1 020	756	180	8 132
2020	4 988	1 715	1 170	884	217	8 974
2021	5 442	1 826	1 335	1 048	264	9 915
2022	5 905	1 950	1 507	1 257	325	10 944
2023	6 377	2 087	1 696	1 559	398	12 117

资料来源：头豹研究院.2021年中国大健康产业数字化发展白皮书［R］.2021：8。

注：2020—2023年为预测数据。

---

① 张怀水，周程程.专访国家卫健委发展研究中心副主任张毓辉：要加速推进优质健康产品、服务引进来和传统中医药走出去［N/OL］.每日经济新闻.（2021-04-20）［2022-08-06］.http://www.nbd.com.cn/articles/2021-04-20/1707778.html.

② 庞无忌.报告：8年多来中国医疗健康服务并购投资额超2 800亿元［EB/OL］.（2021-08-26）［2022-08-06］.https://www.chinanews.com.cn/cj/2021/08-26/9551980.shtml.

从产业细分来看（参见表1-3），大健康产业广泛分布于三大产业之中，其中第一产业占比较低，第三产业占比较高。在第三产业中，除了传统的医疗卫生服务业，还包含了专业技术服务、科技推广和应用服务等新兴业态。从经济活动属性来看，市场性产业占比为69%，公益性事业占比为31%。[①] 总体上看，我国健康产业呈现出蓬勃发展的良好态势。

表1-3　　中国大健康产业细分行业的经济规模

（单位：亿元）

行业	2012年	2016年	行业	2012年	2016年
农产品	50.9	257.1	餐饮	7 475	12 967.3
林产品	3.8	19.4	保险	1 568.9	2 649.5
畜牧产品	22.1	111.7	房地产	1 562.4	2 638.5
渔产品	8.9	44.8	租赁	36	55
文教、工美、体育娱乐用品	0.6	1.1	商务服务	734.7	1 122.1
医药制品	4 095.3	5 859.8	研究和试验发展	81	123.8
其他专用设备	9.8	14.1	专业技术服务	239	365
其他交通运输设备	1	1.4	科技推广和应用服务	56.2	85.9
仪器仪表	0.3	0.4	生态保护和环境治理	311.6	475.9
房屋建筑	1 138.8	1 923.2	公共设施管理	1 790.6	2 734.7
土木工程建筑	380.5	642.6	居民服务	885.9	1 353
建筑安装	127	214.5	其他服务	1 201.7	1 835.4
建筑装饰和其他建筑服务	193.9	327.5	教育	1 480.6	2 261.3
批发和零售	3 783.6	9 767	卫生	8 686.4	14 669.2
铁路运输	252.8	438.6	社会工作	288.1	440.1

① 张车伟，宋福兴.中国大健康产业发展报告（2018）[M].北京：社会科学文献出版社，2019.

续表

行业	2012 年	2016 年	行业	2012 年	2016 年
道路运输	1 304.4	2 262.8	体育	160.3	244.8
水上运输	172.7	299.6	娱乐	490	748.3
航空运输	121.8	211.2	社会保障	331	505.6
住宿	2 062	3 577	公共管理和社会组织	790.8	1 335.5
合计	41 900.5	72 584.6	占全国 GDP 的比重	8.12%	9.75%

资料来源：张车伟，宋福兴.中国大健康产业发展报告（2018）[M].北京：社会科学文献出版社，2019。

（二）健康产业数字化转型趋势明显

以云计算、大数据、移动互联网等为代表的信息数字化技术已被广泛应用于健康产业的各个领域[1]，这极大地创新了健康产业的健康产品、健康服务和生产模式。一方面，数字技术加速了传统健康行业的转型升级；另一方面，一批健康大数据、智慧健康管理等新兴业态应运而生。

表 1-4 展示了数字技术在健康领域的应用情况。在药品研发领域，人工智能（AI）技术能够帮助制药企业加快新药研发，提高研发效率。许多企业纷纷在 AI 制药领域布局。2022 年 7 月，云南白药集团股份有限公司与华为技术有限公司签订《人工智能药物研发全面合作协议》，双方将在人工智能药品研发领域展开交流与合作。在药品流通领域，互联网平台与药品流通相结合创造了医药电商这一药品流通新形式。《2021 年药品流通行业运行统计分析报告》显示，2021 年医药电商直报企业销售总额达 2 162 亿元，占同期全国医药市场总规模的 8.3%。随着线上问诊购药业务的不断发展，医药电商的市场将进一步打开。在医疗服务领

---

[1] 武留信.中国健康管理与健康产业发展报告 No.4（2021）[M].北京：社会科学文献出版社，2021.

域，数字技术分别应用于就医、诊断、手术、医疗机构管理等各个领域，极大地优化了医疗服务的效率与效益。远程医疗、互联网医院实现了院外医疗服务的延伸，为更多患者带来了优质的医疗资源；数字诊断、手术机器人等精细化医疗的诊断和治疗，有助于医疗服务质量的提升；信息化管理系统的建立顺应了医疗保险支付方式和公立医院改革的趋势，推动医院高质量发展。在健康管理领域，数字技术为人们养老、就医、健康生活提供了全方位的支持。许多互联网企业进入这一领域，致力于健康管理新模式的普及。2023年，腾讯发布了智能问答、家庭医生助手等多场景AI产品矩阵，推动"数智医疗"普惠普及。在医保服务领域，大数据、人工智能等技术为医疗保险支付综合管理提质增效。国新健康运用这些技术手段帮助多地医保局按疾病诊断相关分组（DRG）/按病种分值（DIP）支付方式改革顺利落地。

表 1-4　　数字技术在健康领域的运用

健康领域	数字技术应用
药品研发	AI制药
药品流通	医药电商
医疗服务	远程医疗、互联网医院、数字诊断、手术机器人、医疗信息化
健康管理	智慧养老、智能穿戴设备、家庭医生助手、健康档案
医保服务	医保信息平台、基金智能审核、基金智能监管

第三节　企业参与健康中国建设的实践与意义

一、健康中国建设中的企业实践

根据提供产品和服务的范围，可将企业参与健康中国建设划分为三种不同的类型。

一是以传统医疗、医药机构为代表，生产或提供医疗卫生需求满足过程中所需的各种医疗卫生服务产品的企业，具体包括医疗机构、药品生产和销售企业、医疗仪器设备和健康用品制造企业等。这一类型企业所提供的产品和服务与人民疾病的治疗、健康的恢复直接相关，从而构成了健康产业中最为基础的支柱性产业。这一传统行业一直保持着较高的发展水平。以医药工业为例，"十三五"期间，规模以上医药工业增加值年均增长 9.5%，高出工业整体增速 4.2 个百分点，占全部工业增加值的比重从 3.0% 提高至 3.9%；规模以上企业营业收入、利润总额年均增长 9.9% 和 13.8%，增速居各工业行业前列。

二是以传统康养机构、健康保险企业为代表，提供与健康直接或间接相关的各种服务的企业，主要包含旅游业、养老、护理服务业、健康保险、体育、养生保健服务业等的企业。这一类企业主要提供与健康相关的实体服务，从而在人民健康的维护和促进中发挥着重要作用。例如，中国人寿保险股份有限公司借助其在健康保险、养老等方面的优势，通过与远洋养老运营管理有限公司合作，瞄准老年群体的养老护理需求开展服务。

三是借助大数据、人工智能等先进技术，围绕健康领域的信息化、数字化、智能化，提供相关服务的企业。提供的服务包括互联网医药平台、医保基金智能监控服务、健康数据分析等。这一类型的企业并不直接提供实体的健康服务，而是利用多种技术手段赋能实体的产品或服务，从而达到效率提升、服务优化的效果。国新健康利用大数据、人工智能等技术手段，提供医保控费服务、医疗质量安全服务和药械监管服务，是提供智慧健康技术服务的代表性企业。随着技术的不断进步和成熟，越来越多的技术手段将被广泛应用于健康领域，这将推动健康行业朝着数字化、智能化的方向发展。因此，这一类型的企业代表着健康产业中的新业态、新模式，并为健康中国建设提供全方位的技术保障。

二、企业参与健康中国建设的重要意义

（一）提供健康产品和服务，满足人民群众多样化的健康需求

企业提供的产品和服务与人民群众的健康息息相关。企业的安全生产能够有效控制危害人民健康的相关因素。主要由企业提供的食品和药

品安全若得到有效保障，则能够消除相关的疾病危害。医药工业、医疗卫生服务业为患者提供疾病的诊断和治疗，关系着人民健康的维护和恢复。体育业、旅游业、养老服务业等其他健康服务业提供各种各样的服务，有助于帮助人民群众健康生活，从而达到提高健康素养、预防疾病的目的。健康金融业能够分散疾病医疗风险，为人民群众看病就医提供经济支持。

健康产业的数字化升级转型进一步优化了企业的产品和服务，有助于满足人民群众的多样化需求。一方面，数字化技术的应用推出了一大批有益于人民健康的产品和服务；另一方面，数字技术在健康领域的应用提升了健康服务的效率，促进了健康治理的现代化，间接地对人民健康起到了促进作用。例如，将人工智能运用到医疗服务领域，既方便了人民群众的看病就医，也提升了医疗服务的效率和质量。将大数据等信息技术运用到医保基金管理领域，提高了医保基金的使用效率，维护了基金安全，为人民健康保障权益的实现上了一道"安全锁"。随着数字技术的广泛渗透和应用，人民群众从疾病预防、健康恢复到健康管理有了全生命周期、全方位的支持和保障。因此，企业的参与和技术创新，对于满足人民健康需求、促进全民健康具有重大意义。

（二）发挥市场主体优势，推动健康治理现代化与医保制度改革

企业参与健康中国建设，既是健康中国战略的重要内容和现实要求，也是推进健康治理现代化与深化医保制度改革的重要推动力。健康中国治理机制强调在健康保障、健康服务和健康产业等领域中通过竞争机制提高健康相关服务和产品的供给效率，使健康中国建设走上可持续发展的道路。这就要求在微观上必须发挥市场配置资源的决定性作用，引入更多主体以构建竞争性的健康服务市场，而政府则主要在宏观层面通过间接管制方式发挥其主导作用[①]，这就要求必须有企业高质量地参与健康

[①] 申曙光，曾望峰.健康中国建设的理念、框架与路径[J].中山大学学报（社会科学版），2020，60（1）：168-178.

中国的建设。

同时，健康中国是健康治理的战略部署，而健康治理作为公共治理的一个方面，秉承公共治理协商、合作、共享和多元的理念。从健康领域自身发展的路径来看，从加强初级卫生保健服务到健康促进，再到将健康融入所有政策，充分体现了健康治理的理念变革。[①] 这种理念变革其实是健康中国建设中对健康治理体系现代化的要求，即形成以健康中国战略为指导，努力形成"共建共享、多元参与、以先进技术为支撑"的医保治理新格局。在这种新的治理格局下，积极推动政府购买服务，科学引入社会力量和市场机制，发挥大数据作用，加强医药服务行业自律，是实现医保治理体系和治理能力现代化的有效路径。[②] 借助这一有效路径，深化医保制度改革的"坚持治理创新、提质增效，发挥市场决定性作用，更好发挥政府作用，提高医保治理社会化、法治化、标准化、智能化水平"原则也就能得到充分践行，更为重要的是人民群众能够在高效、高质量的医保治理新格局下享受到更多、更优质的服务。

除此之外，企业参与健康中国建设也为企业自身发展乃至健康产业的发展带来了前所未有的机遇。随着经济发展和消费结构加快升级，人民群众对医疗卫生服务水平和多元化、多层次健康服务的需求将进一步提高。按照《"健康中国2030"规划纲要》确定的目标，2030年健康服务业总规模将达到16万亿元。但随着经济发展进入新常态，健康发展不能依赖于国家和社会的高投入，而要从体系和服务结构调整中提高服务的效益。[③] 因此，健康产业作为"大健康"和"预防为主"理念的载体，是未来中国最重要的支柱产业之一，发展健康产业并使其不断成熟完善将是未来中国经济新的增长点，也是人民群众美好生活需要与健康中国实现的必要保障。企业可以借此机会，加快创新步伐以尽快在新的发展环境与背景下抓住开拓市场的机遇。

---

① 陆杰华，刘芹. 从理念到行动：健康中国战略的公共治理逻辑分析 [J]. 社会政策研究，2019（4）：136-144.
② 王琬，詹开明. 社会力量助推医保治理现代化研究 [J]. 社会保障评论，2018，2（1）：82-91.
③ 李滔，王秀峰. 健康中国的内涵与实现路径 [J]. 卫生经济研究，2016（1）：4-10.

作为国家战略，健康中国战略以"健康入万策"的方式融入国家各方面的管理运行之中，需要市场主体作为社会力量在其中发挥重要作用。健康中国战略升级为国家战略要求企业必须由以往地方本位转变为国家本位来推进健康事业布局发展，既要营造也要适应健康中国建设的社会氛围，明确健康管理关口前移、全生命周期健康管理等重要内容对企业经营的要求，找准健康中国建设下企业自身的目标定位与发展方向。以国新健康为代表的企业机构，在健康中国战略方针的指导之下，转变发展模式，利用互联网、大数据、人工智能等技术手段开展以医保综合管理服务为主的业务，为健康中国战略的落地实施提供高质量的健康管理服务。健康管理服务中涉及社会成员疾病诊治的个人隐私以及医疗机构、医疗保险机构、医保经办机构等各主体管理运行的内部信息，为保障健康管理的安全高效，需要国有企业参与其中。国新健康是国有资本参与健康中国建设的代表之一，其在全国各地的实践经验值得作为市场主体参与健康中国建设的典型案例进行进一步的分析研究。

第二章
国新健康的发展实践

国新健康是由中国国新控股有限责任公司（简称中国国新）控股的央企上市公司，是以医保综合管理服务为主的健康保障服务国有企业。

国新健康原名为海虹企业（控股）股份有限公司（简称海虹控股），于1992年在深圳证券交易所上市。2017年，中国国新投资41.96亿元间接控股了海虹控股，由此，海虹控股成为央企上市公司，并于2018年正式更名为国新健康，2000年开始涉足医疗健康领域。经过十几年的发展，海虹控股利用数字化技术手段及其在医疗健康领域深耕的实践经验，逐步成为国内医保管理和健康保障服务领域的先行者和领航者。海虹控股在健康保障服务领域的成就吸引了国有资本的介入。中国国新于2016年年初被国务院国有企业改革领导小组确定为国有资本运营公司试点，一直致力于通过资本运营积极培育新技术新产业新业态，促进国有经济布局优化和结构调整，助力中央企业深化改革、提质增效。2017年，中国国新投资海虹控股，以期打造医疗健康大数据行业的"新央企"。这标志着国有资本进入健康领域，将为"健康中国"这一国家战略提供有力支撑。

习近平总书记指出，国有企业是中国特色社会主义的重要物质基础和政治基础，是我们党执政兴国的重要支柱和依靠力量。①因此，国有企业必须做强做优做大。发挥国有经济战略支撑作用是新时代国有企业的重大使命，是国有经济全局性、根本性、战略性功能定位的集中体现。②国有资本、国有企业应当紧紧围绕国家战略需要，在关系国家安全、国民经济命脉和国计民生的领域承担起基础性、保障性功能。国新健康成为中国国新控股的央企上市公司，标志着国有资本向关系民生保障的健康领域集中，体现了国有资本、国有经济对国家战略的支撑作用，更表明党和国家对健康中国建设的高度重视。国有企业往往需要将企业自身发展与国家战略需要结合起来，进而在民生保障领域承担更重要的责任。国新健康致力于构建中国健康保障服务体系，为新时代"健康中国"国家战略提供技术保障服务，践行"让人人享有公平公正的健康保障服务"的央企责任，这体现了国有企业在健康中国建设中独特的地位和作用。未来，包括国新健康在内的一大批国有企业可能成为企业参与健康中国建设的中坚力量。

本章以国新健康为对象，系统介绍多年来其在健康服务产业中的发展探索与业务实践，以期反映在健康中国建设的大背景下企业的发展经验与现实状况。

第一节　国新健康的发展历程③

国新健康是由中国国新控股的央企上市公司，主要提供以医保综合管理服务为主的健康保障服务。作为一家大型央企，国新健康的发展方向与宗旨是：以构建中国健康保障服务体系并提供医保基金综合管理服务、医院运营管理与医疗质量管控和药械监管服务为发展方向，以医药

---

① 习近平.习近平著作选读：第一卷［M］.北京：人民出版社，2023：512–515.
② 郝鹏.新时代国有企业改革发展和党的建设的科学指南［J］.求是，2022（13）.
③ 该部分参考海虹控股历年年报及国新健康历年年报中的相关内容。

卫生行业专业知识体系为依托，以人工智能、大数据等先进技术为手段，打造专业化健康保障服务集团公司，为新时代"健康中国"国家战略提供技术保障服务，践行"让人人享有公平公正的健康保障服务"的央企责任。目前，国新健康的业务覆盖28个省（自治区、直辖市）200多个地区，涉及参保者6亿多人。

国新健康的前身海虹控股自1992年上市以来，不断调整业务范围，2000年开始涉足医疗健康领域。经过多年的发展（见图2-1），国新健康（海虹控股）逐步成为业务体系成熟、战略目标清晰的第三方专业化服务商，其发展历程与我国社会发展及医药卫生改革息息相关，大致可以分为三个阶段。

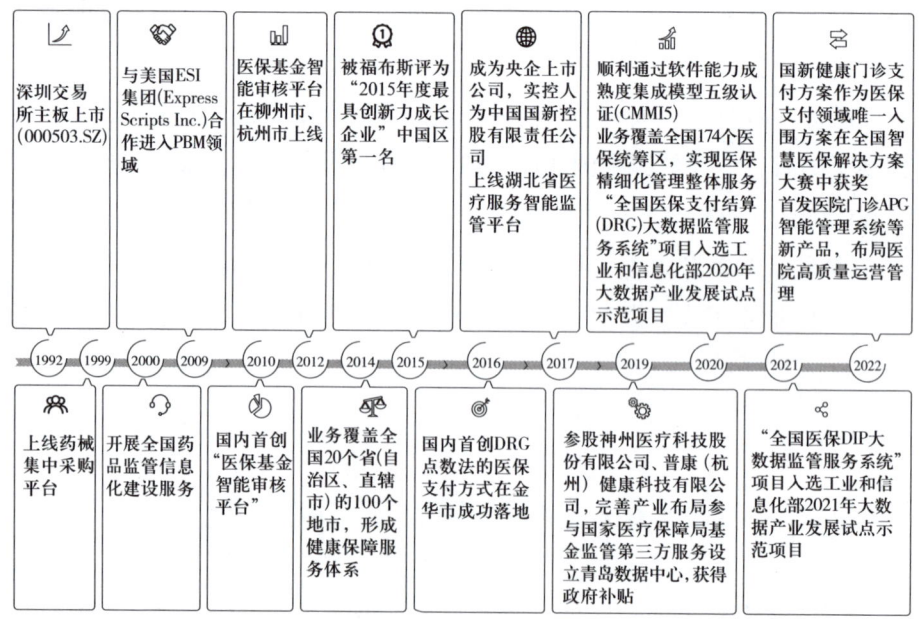

图2-1 国新健康发展脉络（重大事件）

一、进军医药行业，顺应药品流通体制改革：1992—2009年

海虹控股的前身为海南化学纤维厂，于1992年11月在深圳证券交易所上市。1997年更名为"海南海虹（控股）股份有限公司"（简称海

虹控股）。2000年2月，国务院办公厅转发《关于城镇医药卫生体制改革的指导意见》，提出"进行药品集中招标采购工作试点"，"在药品购销活动中，要积极利用现代电子信息网络技术，提高效率，降低药品流通费用"。在药品流通体制改革及信息技术蓬勃发展的大背景下，海虹控股于2000年下半年进军医药行业，先后投资控股和设立了海南卫虹医药电子商务有限公司、重庆金卫医药咨询有限公司、河南海虹药品电子商务有限公司、北京海虹药通电子商务有限公司等多家医药电子商务公司。2000年10月，伴随着海南卫虹医药电子商务有限公司承办的海南省药品联合公开招标采购活动的开始，海虹控股在全国推广的海虹医药电子商务解决方案工程正式启动。海虹医药电子商务解决方案为药品集中招标采购搭建了信息化交易平台，并取得全国第一家医药电子商务资格证书。该交易平台顺应了当时药品流通体制改革的需要，改变了传统的药品采购方式，作为独立的第三方为医疗机构及药品生产经营企业提供在线招标和交易中介服务。2005年，海虹控股医药电子商务全年代理药品和耗材项目105个，采购金额达到318亿元，医药电子交易业务网上采购额达到了264亿元，它计划将医药电子交易及电子商务业务拓展到整个健康领域，实现纵深发展。由此，海虹控股逐步告别了以传统化纤工业为主的业务体系，紧跟市场与政策改革的步伐，迈入了以医药电子商务、电子交易业务为核心的健康产业之中。

这一阶段，海虹控股的医药电子交易业务取得了快速发展，效果明显。但是由于市场竞争激烈，医药电子商务及电子交易主要依靠中介费的盈利模式，与其投入的运营成本相比，公司所得净利润有限，加之其在互联网产业等其他领域投资受挫导致利润增长率有所下滑，于是海虹控股制定了以提高盈利能力为主导的发展战略。2006—2008年，海虹控股根据医疗机构药品采购市场形势的变化，积极开展政府采购项目及以省为单位的医药集中采购统一平台项目，大力拓展以直接交易为核心的医药电子交易及增值业务。在此基础上，海虹控股又推出第三方结算业务的新型服务模式，力图提供更多行业增值服务，进而提升其相关业务的盈利能力。

2009年，海虹控股顺应国家改革方向大力调整相关业务，探索新的商业模式，公布了新的战略转型思路。一是为各地方政府提供医药采购中心平台或与各地方政府合作搭建医药采购中心平台，同时发展政府采购、技术开发和数据加工等业务，多角度、多层次地拓展新的业务收入来源渠道。二是海虹控股在原有医药电子交易及电子商务业务基础上，利用公司现有的技术、运营和资源优势，引进新的商业模式。与美国 ESI 集团（Express Scripts, Inc.）签署协议投资成立合资公司，在中国开展医药福利管理（pharmacy benefit management，PBM）业务，引进先进的管理理念与监管工具，着手研发具有自主知识产权的医保基金智能审核平台。

2000—2009 年是海虹控股在医药行业初步探索的阶段，这一阶段的探索与发展为其之后在医保基金综合管理领域的实践打下了良好的基础。

二、提供医保基金综合管理服务，助力医保基金精细化管理：2010—2016 年

2009—2010 年为海虹控股业务转型、创新的过渡期。受医改政策的影响，公司原有的依托药品集中采购的医药电子交易及电子商务业务逐步萎缩。在此情形下，海虹控股积极顺应医改政策，开展新的业务。

2010 年，海虹控股的医保基金智能审核平台研发成功。随着《国务院关于印发"十二五"期间深化医药卫生体制改革规划暨实施方案的通知》（国发〔2012〕11 号）、《人力资源社会保障部　财政部　卫生部关于开展基本医疗保险付费总额控制的意见》（人社部发〔2012〕70 号）等政策发布，海虹控股明确了今后的发展重点，即以医保基金智能管理平台为切入点，推动以促进医保基金价值最大化为核心的中国医疗福利管理业务。在这一方向指引下，海虹控股开展了以医保智能监管审核服务为核心的项目建设，逐步明确了公司新的业务体系和发展战略。2012 年，海虹控股与全国 10 个地市的相关政府部门签署了相关协议；2013 年与更多地区签署共建协议并与多家保险公司、银行签署战略合作协议，业务范畴由基本医疗保险服务向商业健康保险服务、医疗机构服务、患者群服务等全面健康服务体系延伸。除此之外，海虹控股还积极自主研发了

医疗保险服务系统、处方审核引擎系统、医疗质量智能监控系统、药品信息管理系统等，这为其今后在数字医保、数字医疗和数字医药领域的发展奠定了坚实的基础。

2014年，海虹控股在国家积极推动商业健康保险发展的背景下，加大与商业保险公司的合作力度，利用自身优势，提供核保、理赔等第三方委托管理服务。海虹控股还正式提出了大健康产业战略，致力于打造中国健康服务体系，提高医疗资源运行效率，以促进优质、便捷、安全的健康管理服务为目的，为医疗保障体系提供全方位服务。海虹大健康服务体系主要包括：医药电子商务、PBM业务、海虹新健康服务等。PBM业务是海虹控股在医保制度改革不断深化的背景下，打造助力医保基金精细化管理的有效工具和服务，包括医保基金智能监管平台、医疗质量控制系统等。新健康服务是海虹控股在国家鼓励商业健康保险及健康产业快速发展的背景下，利用其在信息技术及数据分析方面的优势，将产业链向医疗机构和患者拓展，提供综合的健康管理服务。由此，海虹控股基本确立了医药电子商务、PBM业务（医保控费服务）、海虹新健康业务三大业务体系，并持续完善服务体系建设，着力寻找新的利润增长点以实现自身的均衡、可持续发展。

2015—2016年是海虹控股在深化医保改革与数字化、信息化大背景下快速发展并走向成熟的阶段。2014年以来，医保领域改革持续深化，国家相继出台了基本医疗保险医疗服务监管、异地就医医疗费用结算、医疗服务智能监控、公立医院改革、分级诊疗等政策措施。这些国家政策既引领着海虹控股的发展方向，也为它提供了前所未有的发展机遇。海虹控股利用其在健康产业中长期积累的经验和优势，抓住机遇、开拓创新，不断拓展业务范围，取得快速的发展。2015年，医保基金智能审核业务覆盖范围扩至24个省份，审核结果公示反馈系统上线医院达8 000余家，服务政府相关部门查处大量医保基金违规单据，有效控制了医保基金流失，为医保基金管理带来了经济效益和社会效益。2016年，海虹控股首创的按疾病诊断相关分组（DRG）点数法医保支付方式在金华市落地。

2010—2016年，在新医改的背景下，海虹控股调整战略方向与业务体系，在医保基金综合管理服务方面取得重大突破，并逐步确立了较为清晰、成熟的战略发展方向。这一阶段的探索，为海虹控股今后确立打造健康保障服务体系的战略目标打下了坚实的基础。

三、构建健康保障服务体系，为健康中国建设提供技术保障：2017年至今

2017年11月，中国国新收购了海虹控股，成为后者的实际控制人。中国国新成立于2010年12月，是国务院国资委监管的中央企业之一。由此，原来民营企业出身的海虹控股变为了央企控股企业，并于2018年正式更名为国新健康。

成为央企控股企业后，公司剥离了原有的医药电子商务及电子交易部分业务，全力投入了健康保障服务行业，并确立了打造"中国健康保障服务体系"的全新战略，将原有业务调整为医保基金综合管理服务、健康医疗大数据服务、医药福利管理（PBM）服务、商业健康保险第三方（TPA）服务、医疗人工智能服务"五位一体"的业务架构。2018年，国新健康积极开拓医保端及医院端DRG业务，其DRG基金结算服务在佛山市、衢州市、台州市等地以及广西壮族自治区全区落地实施；诊间审核业务在约240家医院实施；食品药品安全保障服务平台覆盖了23个省份。除此之外，国新健康还利用专业经验并结合各地实际，打造了一系列产品和服务，包括面向医保基金管理机构的智能审核（前中后）服务、DRG基金结算服务和支付标准服务，面向医院的医疗质量监管、医联体整体解决方案、小微医疗机构服务，面向医药管理机构的耗材招采及监管、药械监管等服务，面向患者端的处方外配和慢性病管理等产品，使其实现将服务对象从政府机构（G）端延伸至医院、药企等企业用户（B）端及个人消费者（C）端用户，逐步打造全生命周期的健康保障服务体系。

2020年，国新健康制定了以"一体两翼、双轮驱动、数字赋能、健康生态"为核心内容的战略规划：以数字医保为体、以数字医疗和数字

医药为两翼构建基本盘，依托互联网健康保障服务平台和生态打造创新盘，并依托产业经营和资本运营双轮驱动，深入挖掘数据价值，积极开展投资合作，不断推动机制创新，以健康医疗大数据为抓手，以老百姓的健康"守门人"为方向，打造"数字+医疗+保险+医药"的闭环，成为数字医保的领航者、数字医疗和数字医药的建设者、互联网健康保障服务的创新者，聚焦医保基金综合管理服务、医疗质量安全服务、药械监管服务三大业务方向，致力于成为一流的医疗健康保障服务公司。在新的战略规划和目标指引下，国新健康进入新发展阶段，医保医疗医药联动发展格局基本形成，业务布局不断拓展，数字赋能、健康生态逐步清晰，经营收入增幅明显，亏损面逐年收窄。

历经几十年的发展，国新健康如今已经发展成为业务体系成熟、战略目标清晰、专业技术过硬的以医保综合管理服务为主的健康保障服务国有企业，并凭借其在健康服务业多年积累的经验、专业能力，顺应时代及政策改革需要，走在了行业前列。

第二节　国新健康在健康产业中的发展

本节基于宏观视角介绍国新健康在健康产业中的定位及其发展实践对健康产业和健康中国建设带来的影响。

一、国新健康在健康产业中的定位与实践

在健康产业中，以国新健康为代表的健康保障服务公司不同于传统的医疗卫生服务公司或保险公司，作为利用互联网、大数据、人工智能等技术手段以医保综合管理服务为主业的公司，其代表着健康服务的新业态、新模式，也是健康产业中的重要组成部分。近年来，随着信息数字化技术渗透和应用于健康产业的各个领域，健康数字化产业呈现出爆发式增长态势。与健康大数据相关的产业部门涉及信息技术服务企业、互联网企业、医药企业、保险金融企业等。具体类型包括：医疗健康管

理服务公司，如腾讯医疗健康（深圳）有限公司、平安医疗健康管理股份有限公司；医药科技公司，如北京惠及智医科技有限公司、杭州健培科技有限公司；软件信息技术公司，如四川久远银海软件股份有限公司、东软集团股份有限公司；保险公司，如泰康养老保险股份有限公司、太平养老保险股份有限公司；还有一些在健康领域有所涉及的科技公司，如华为技术有限公司、北京京东世纪贸易有限公司等。健康数字化产业虽然发展迅速，但是目前产业集中度并不高，定位尚不清晰，服务模式和盈利模式呈现出多样化特征。不同于主要提供健康管理服务的健康管理企业，也不同于专攻医疗技术、信息技术的医药科技公司、软件信息技术公司，国新健康专注于医保综合管理领域，主要服务于政府、医院和商业保险公司，是相对更加独立、专业、关联利益方较少的第三方专业服务机构，也是这类机构中为数不多的中央企业。

国新健康围绕医药卫生行业信息化、数字化、智慧化，以健康大数据的聚、通、用为主线，提供医保控费服务、医院运营管理与医疗质量管控和药械监管服务，为健康中国建设和"三医"联动改革提供技术保障服务，是健康服务业和健康大数据产业中的重要一员。在数字医保领域，国新健康是国内最早配合政府部门开展医保综合治理的第三方专业服务公司，目前业务已经覆盖28个省份、200多个医保统筹地区，其市场覆盖率在同类企业中位居前列。国新健康的智能审核、按疾病诊断相关分组（DRG）/按病种分值（DIP）付费服务两大核心业务保持着强劲的势头。截至目前，智能审核监管业务覆盖200多个地区，DRG改革城市56个，DIP试点城市32个，在国家医保局规定的DRG支付方式改革的试点城市里，约占1/3，在整个实施DRG的统筹区内，约占1/2，处于市场领先地位。2021年，国新健康助力金华市门诊实施门诊病例分组（APG）点数法付费改革提供服务，已成功完成年度结算，实现了支付方式改革的业务闭环，其APG业务已拓展至山东省、辽宁省、广西壮族自治区、黑龙江省的近10个地市。在数字医疗领域，国新健康研发的医疗质量控制系统、DRG/DIP医院智能管理系统以及智能病案校验系统等核心产品，目前已覆盖包括南京鼓楼医院、浙江省人民医院等龙头医院在内的近 700 家医院，市场占有率在不断扩大之中。同时，国新健康正在浙江省、江苏省、广西壮族自治区、山东省、河南省、陕西省等地形成区域覆盖优势，以重点区域龙头医院为标杆，带动市场快速覆盖。在数字医药领域，国新健康取得了涉密软件开发甲级资质，持续保持在各地药监局的卡位优势，中标了多个药品监管项目，在 eRPS、品种档案等智慧监管重点业务应用领域继续引领行业发展。

二、国新健康对健康产业及健康中国建设的影响

（一）引领行业创新，打造良好生态

国新健康[①]自 2000 年进入医疗卫生行业以来，利用互联网、大数据、人工智能等信息技术提供医保基金监管服务、医院运营管理与医疗质量管控和药械监管服务，研发与开创了各种信息化系统，在医保综合管理服务方面走在了行业前列，引领着行业创新性发展。2010 年，国新健康首创国内"医保基金智能审核平台"，并在多地上线，实现了医保基金审核的智能化、自动化。与此同时，在国内推出 PBM 业务，探索医药福利管理的中国模式。2015 年，被福布斯评为年度最具创新力成长企业中国区第 1 名。2016 年，国新健康携手金华市，在国内率先实施了基于区域医保基金支付的 DRG 点数法，该方法在金华市成功落地。这是中国医保支付方式改革的一次成功实践，之后"金华点数法"享誉全国，全国各地也迎来了 DRG 医保支付方式改革试点的热潮。国新健康经历了行业从 0 到 1 的过程，其 DRG 医保支付方式改革服务为行业创新起到了良好的示范作用。此外，国新健康还开发了医保基金智能管理系统、医疗保险服务系统、处方审核引擎系统、医疗质量智能监控系统、药品信息管理系统等，将信息化技术、大数据运用到了医疗质量监控、药品信息管理、医疗保险服务领域。2020 年，国新健康顺利通过能力成熟度模型集

[①] 海虹控股已于 2018 年正式更名为国新健康，为便于表述，本节内容不再区分不同时期的公司名称，统一使用国新健康指代更名前和更名后的公司。

成五级（CMMI5）认证。其开发的"全国医保支付结算（DRG）大数据监管服务系统"和"全国医保按病种分值结算支付（DIP）大数据监管服务系统"项目分别入选了工业和信息化部2020年和2021年大数据产业发展试点示范项目。2021年，国新健康继续开拓创新，推动金华市门诊实施APG点数法付费改革，这也是国内最先实现APG付费改革落地的案例。金华市APG付费方式改革被浙江省医保局作为试点改革成功经验在全省推广。国新健康在医保综合管理服务方面的开拓创新，促进了行业良性发展。

国新健康自2017年成为央企上市公司以来，将"让人人享有公平公正的健康保障服务"作为根本宗旨和使命，为健康中国建设和"三医"联动改革提供技术保障，践行企业责任，打造良好行业生态。国新健康将建设创新盘平台加生态作为企业战略规划之一，致力于打造互联网健康保障服务平台和生态。在医保领域，积极助力医保支付方式改革和医保信息化建设；在医疗领域，助力医疗机构配合医保支付方式改革落地，提升医疗服务质量；在医药领域，助力药品监管，确保用药安全；在健康保险领域，开展健康管理服务，提供全过程健康服务。国新健康还积极与行业企业合作，共同打造健康可持续发展的行业生态。例如，与中国人民健康保险股份有限公司达成战略合作；投资以肿瘤大数据及单病种质控闻名的北京壹永科技有限公司，参股由国家五部委指导支持、肩负国家医疗医药应急保障平台建设重任的中资医疗医药应急保障平台有限公司。同时，国新健康加强自律，在保障数据安全的前提下探索健康大数据的应用，提高服务质量，促进行业可持续发展。

（二）助力医保基金精细化管理，提高医保管理服务能力

长期以来，国新健康建立了以医保精准支付第三方服务、大数据智能监控服务和医保信息化服务为主要内容的数字医保业务体系。2012年，国家要求开展基本医疗保险付费总额控制，深化医保付费方式改革；2017年，要求进一步开展医保支付方式改革。在这样的政策背景下，国新健康为全国多个地市提供DRG/DIP医保支付方式改革服务，助力各地

医保支付方式改革落地，有效防止了医保基金流失，实现了医保基金的精细化管理。2020 年 APG 付费改革落地后，金华市门诊基金支出年度增幅从改革前的 20% 以上降至了 9.21%。这对于实现医保基金预算管理、提高医保基金的使用效率具有重要意义。在大数据智能监控方面，国新健康提供智能审核服务、大数据反欺诈、信用评价、医保稽核管理和飞行检查等服务。这些服务为国家加强医保基金监管、坚决打击欺诈骗保行为提供了有力的技术支撑。2017 年尽职调查数据显示，国新健康智能审核服务开展 6 年间，共审查出违规费用 553.8 亿元，协助医保部门实际拒付 129 亿元。大数据智能监控服务有力地保障了基金安全，带来了经济效益和社会效益。在医保信息化服务方面，国新健康在国家医保局发布版本的基础上，基于不同地区的需求差异，满足各地包括医保智能监管、支付方式管理在内的多品类系统建设需求，积极推动医保信息化建设，已承建湖南省、湖北省、江西省、贵州省等地的医保智能监管子系统和安徽省、广西壮族自治区的支付方式管理子系统，以及贵州省、浙江省、山东省、河南省等地的 DRG/DIP 系统建设。同时，积极推进平台应用和运维管理，根据各地不同需求对部分功能进行了差异化开发配置，较好地解决了国家基础版本与省、市实际业务管理需求适配的问题。

（三）助力医疗机构运营管理和药品监管，保障医疗服务水平和医药质量

在政策驱动公立医院改革的背景下，国新健康以其医院大数据医疗运营管控服务，助力医院构建在复合付费方式改革政策条件下实现医院收益、成本、服务、质量最优均衡的精细化管理方案，即在保证医疗质量的前提下，合理优化医疗成本，帮助医院获得良好的经济效益与社会效益。目前，国新健康为多家医院提供精细化运营管理服务，主要包括病案质控智能管理系统、DRG 分组智能检测预警系统、DRG 医院智能管理系统、医院诊间辅助服务等。通过推动医疗机构精细化管理，一方面强化了医保支付方式改革的成效，另一方面也有助于保障医疗服务的水平和质量。

在数字医药方面，国新健康构建了"互联网+政务服务"一体化平台和"智能+"审评审批系统，提供"互联网+药品监管"应用服务和药品监管全生命周期数字化治理服务。这些服务一方面推动了药品监管的数字化转型及药监系统的信息化建设，另一方面提高了药品监管的管理水平，为药品质量、用药安全提供了有效的保障。例如，国新健康参与建设的甘肃省监管体系，已覆盖1.5万家药品安全责任主体，特别是该体系对4 976家疫苗相关企业实现了全面监管，确保了老百姓的用药安全。

（四）推进健康医疗大数据运用，为健康中国建设提供全方位的技术支撑

《"健康中国2030"规划纲要》提出要建设健康信息化服务体系，加强健康医疗大数据应用体系建设。国新健康围绕医药行业的信息化、数字化、智慧化，深入挖掘数据价值，不断提高应用数据的能力，开发设计了多种信息系统，充分体现了健康医疗大数据的运用。

健康医疗服务大数据是国新健康开展各项业务的基础，数字医保、数字医疗、数字医药及创新业务均体现了对健康医疗大数据的挖掘和应用。在数字医保方面，国新健康基于区域3~5年医疗健康大数据建立模型算法，服务医保基金与医院之间的结算方式改革；在数字医疗方面，以数据赋能自身业务，为医院提供数据汇集、治理和应用服务；在数字医药方面，为药品监督管理、药店数据管理、药企数字化转型提供数据治理服务；在创新业务方面，为商业保险公司及社保与商保合作提供产品及解决方案，形成商保产品数据服务、快速理赔、核保控费等产品支撑和服务体系。2024年11月，国新健康旗下的国新健康保障服务有限公司与北京海协智康科技发展有限公司共同参与的"大规模异质知识计算关键技术及应用"项目，荣获了2023年度北京市科学技术进步奖一等奖。这一荣誉充分展现了国新健康在医疗大数据分析使用、AI+知识图谱构建等方面的实力和创新精神。正是基于这样的技术创新，大数据能够应用于医疗健康的多个领域、多个场景，数据要素价值得以充分发挥，从而为健康中国建设提供全方位的技术支撑。

第三节　国新健康的业务体系[①]

国新健康紧紧围绕"健康中国"国家战略及"三医"联动改革总体要求，按照公司"一体两翼、双轮驱动、数字赋能、健康生态"战略规划确定的发展目标和业务方向，以"让人人享有公平公正的健康保障服务"为使命，紧跟各级医保、医疗、医药主管部门的改革步伐，在各级政府管理部门的指导和监督下，在医保、医疗、医药的"三医"领域开展专业化、市场化第三方服务。国新健康业务分为两大类（见图2-2）：一是基本盘，包含数字医保业务、数字医疗业务和数字医药业务；二是创新盘，意在打造互联网健康保障服务平台和生态。

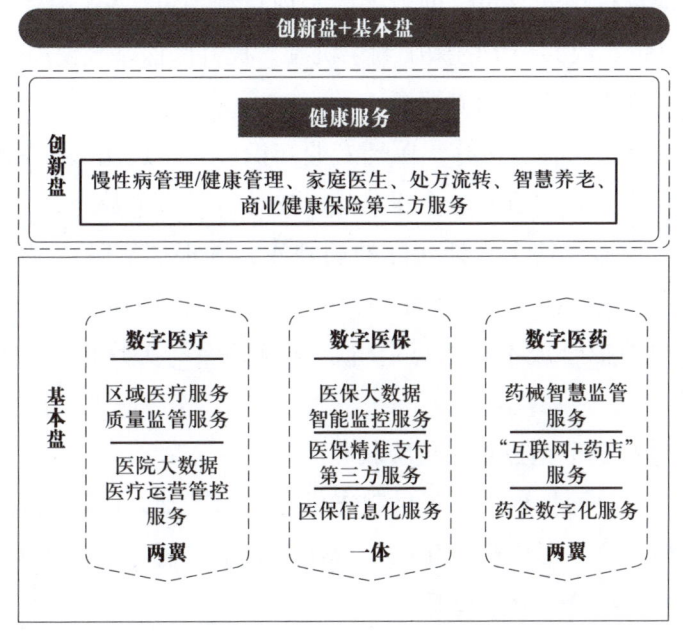

图2-2　国新健康业务情况

[①] 参考《国新健康保障服务集团股份有限公司2022年年度报告》中有关公司主营业务的内容。

一、数字医保业务

数字医保业务主要面向各级医疗保障部门，围绕医保支付方式改革和医保基金综合监管，提供医保基金从支付、监管到评价的标准化、智能化、一体化的信息化支撑体系和服务体系，涵盖医保支付方式改革的全流程管理以及对医保多元复合式付费制度下的多维度综合监管体系。

（一）医保精准支付第三方服务

1. 疾病诊断分组付费服务

疾病诊断分组付费服务以病案信息采集、按疾病诊断相关分组、结算等信息化系统建设与数据清洗和标准化、数据统计分析等数据服务为抓手，通过大数据测算制定出每一个组别的付费标准，并以此标准对定点医疗机构进行预先支付，助力各地实现总额预付、年终结算、结余留用、超支自负（或共担）的激励约束机制，提升医保基金使用效能。

2. 大数据病种分值付费服务

依托完整的医保、医疗、医药专业知识体系，运用人工智能、大数据等技术手段，利用真实、全量病案/医保结算清单数据，客观还原病种全貌，合理形成符合本地实际的病种库，并根据实际情况动态调整，通过对疾病共性特征及个性变化规律的发现，建立医疗服务的"度量衡"体系，客观地拟合成本、测算定价，支撑医保与医疗机构按病种分值结算。

3. 门诊病例分组点数法付费服务

根据国内门诊特色，以预付制支付方案为基础，创新性地与按人头预付制度相结合，形成模块化的门诊病例分组支付方案，实现对多样化的门诊就医结算的全覆盖管理。

（二）医保大数据智能监控服务

建立智能审核、大数据反欺诈系统等大数据智能监控体系，将其作为日常监管工作的工具，并以第三方服务的方式协助医保管理部门开展医保基金综合监管，运用大数据分析及应用为基金监管工作提供支持，实现对医保基金使用全环节、全流程、全场景监控，并能有效适应"互联网＋医疗"等新服务模式的发展需要，实现线上线下一体化监控。

1. 智能审核

在传统基于结算数据监管的基础上，积极引入生物识别、影像分析、卫生统计、大数据分析和人工智能等技术，在国家医保局信息平台的基础上，通过审核引擎，结合医学药学临床知识库，依据数字化的审核规则，对医疗费用明细进行快速、标准、规范、逐单、逐项的自动审核，以智能化助推医保基金精细化管理，为医保基金安全运行保驾护航。

2. 大数据反欺诈

结合国家和行业标准，基于海量医保结算、审核和行为数据分析结果，构建了低标准入院等欺诈风险识别模型，广泛覆盖目前已知的风险行为或场景。对定点医药机构、医保医师、参保人等的风险行为进行识别与风险预测，明确欺诈风险打击重点，同时进一步提升医保大数据反欺诈监管的服务能力，构筑"点、线、面"全方位覆盖的立体医保智能监控体系的防火墙，实现对医保基金使用全环节、全流程、全场景监控，助力各地医保部门严厉打击欺诈骗保行为。

3. 信用评价

融入智能审核领域核心优势，创新性引入大数据征信理念和评价能力，逐步建立起以信用监管制度为指引、以信用信息归集为基础、以医保监管应用为保障、以信用评价指标与模型为手段的医保信用监管体系。

4. 医保基金稽核管理

医保基金稽核管理系统对医保业务的日常运行过程进行稽查核实，提供问题管理、稽核案件管理、专家库管理、专项检查管理等功能服务，满足稽核人员日常对于稽核疑点登记、立案、调查、结论、传达、处理和处罚等业务的信息化需要，协助各地医保部门更好地监管不合理的医疗费用支出，保障医保基金安全。

5. 飞行检查

作为专业的第三方服务提供方，提供具备专业资质的人员以及先进的技术支持,以执行医疗保障基金的飞行检查工作。基于专业能力及行业沉淀,创新总结出飞行检查业务操作服务规范,且开发了"飞检鹰眼系统"便携式一体机(信息系统工作站),已形成拥有自主知识产权的飞行检查相关系统。

(三)医保信息化服务

按照国家医保局相关技术规范的要求,在国家医保局发布版本的基础上,国新健康融合公司多年来在医保行业的经验积累,基于不同地区的需求差异,满足各地包括医保基金智能监管、支付方式管理在内的多品类系统建设需求。

二、数字医疗业务

按照服务对象划分,数字医疗业务一方面面向各级医疗卫生管理部门,向其提供区域医疗服务质量监管服务;另一方面面向各类医疗机构,在推进多元复合式医保支付方式改革背景下,向其提供大数据医疗质量与运营管控解决方案。

(一)区域医疗服务质量监管服务

构建区域统一的卫生健康药品、医用耗材、诊疗项目、诊断的编码标准体系,针对医疗服务行为、医药费用精细化监管的需求,通过实时、专业、精准、高效的监控,专业评价区域内各医院、各专业科室、临床医生的服务质量,约束医疗机构的不合理医疗服务行为,对不良执业行为实现"科技+制度"的有效遏制,解决医疗机构"大检查""大处方"的问题,同时辅助卫生健康部门科学决策,促进区域医疗服务质量的提升。

(二)医院大数据医疗运营管控服务

为医院用户构建在复合付费方式改革政策条件下实现医院收益、成本、服务、质量的均衡精细化管理方案,助力医院有效提升病案首页数据质量，实时动态管控风险医疗行为和在院患者智能分组或病种分值测算，以及多维度对病组（种）结算差额与医疗效果进行评价，在保证医疗质量的前提下，合理优化医疗成本，帮助医院获得良好的经济效益与社会效益，支撑医院精细化管理水平提升。

1. 医院诊间辅助服务

主要面向医疗机构，在其向医保经办机构上传信息前进行有效的专业审核。在医保费用发生前，医院诊间辅助系统根据参保人的既往就医情况、医保支付政策和相关审核规则等因素，对医生处方进行实时审核和事前提醒。

2. DRG/DIP 分组智能检测预警系统

从多元复合式医保支付方式改革政策需求及国家卫生健康委 DRG/DIP 绩效管理政策要求出发，结合 DRG/DIP 付费政策实践过程中医疗机构的需求，国新健康为医院用户构建了数据化、标准化、智能化、信息化的智能管理支持工具。

3. DRG/DIP/APG 医院智能管理系统

主要通过 DRG/DIP/APG 等病组管理，帮助医院实现医保支付结算分析、病组费用结构变化分析、病组控费主因定位分析等管理任务，并结合 DRG/DIP/APG 的监管需求，建立多指标综合预警模型，借助绩效评价模块，为医院提供基于 DRG/DIP/APG 的绩效考核参考依据。此外，采用多维综合指标和规则体系，通过可视化界面提供的文字总结与提示，满足从医院整体宏观管理到科室、主诊组、医师的不同层级管理需求，打造集精细化管理、医疗服务质量管理、医保基金监管及绩效管理等于一体的专业管理平台。

4. 病案质控智能管理系统

基于多年行业服务形成的病案规则经验总结、DRG/DIP 编码填报常见问题整合、收费项目和编码相关性等知识积累，同时利用人工智能先进算法深度挖掘编码填报问题，形成了一套从病案数据抽取、清洗、DRG/DIP 分组、病案校验到结果反馈、修正、审核、上传等涵盖业务全流程的体系化解决方案。

三、数字医药业务

数字医药业务借助信息化、智能化、互联网化等技术，为各级药品医疗器械（简称药械）监管部门、药店和医药企业提供信息化建设和数据治理服务，推动医药行业由"传统监管"向"智慧监管"转型升级，以及医药行业信息化、数字化的发展。

（一）药械智慧监管服务

基于"互联网＋电子政务""互联网＋药械监管""互联网＋质量追溯"三大监管服务体系，提供一体化协同服务，建立各级药械监管部门的互联互通、信息共享、业务协同、统一高效的药械监管信息化系统，促进药械监管能力和服务水平的不断提升，为药械生产、流通环节的政务服务、安全监管提供信息化支撑和保障，推进药械安全治理体系和治理能力的现代化发展。

1."互联网＋电子政务"

"互联网＋电子政务"主要面向各级药监部门提供推动药监局药品、器械审评审批事项业务流程的信息化服务，包括药械监管数据治理服务、药械安全标准服务、数据公众服务、企业信用服务、全程电子审评审批服务等。

2."互联网＋药械监管"

"互联网＋药械监管"围绕各地药监局日常检查、行政执法等方面提供信息化服务，包括药械安全执法服务、药械安全检验检测数据服务、药械安全生产质量数据服务、药械不良反应监测数据服务、药械非现场监管智控服务、药械监管决策指挥服务、药械监管的标准操作规程（SOP）服务、药械安全风险防控服务等。

3."互联网＋质量追溯"

"互联网＋质量追溯"面向各级药监部门，围绕药品研发、生产、流通全链条的追溯提供信息化服务，包括药械临床监测评价服务、药械质量数据服务、社会共治服务、药械安全预警监测服务、药械安全质量追溯服务等。

(二)"互联网+药店"服务

1. 药品及医疗器械进销存应用管理系统

该系统是一套面向药品及医疗器械零售企业的应用管理系统,涵盖了企业经营中的库存管理、销售管理、采购管理、财务管理、客户管理和协同办公等功能。

2. 药店智能审方服务系统

该系统主要通过改造各定点药店医保刷卡系统接口,使药店营业员能在为参保人进行刷卡结算时调用事前审核服务,通过规则引擎进行审核,对于违规及可疑的单据,计算机操作系统会给予相应的提醒。

(三)药企数字化服务

国新健康为医药企业搭建产品全生命周期质量控制平台等运营管理系统,提升医药企业经营管理能力,推动医药企业智能制造转型升级和数字化转型。

四、创新业务

借助信息化、智能化、互联网化等技术,为医保局、卫生健康委等监管部门、各级医疗机构、商业保险公司、药品流通企业、患者等提供慢性病管理服务、处方流转服务等医疗健康服务,以及商业健康保险第三方服务等。

(一)医疗健康服务

慢性病管理服务利用互联网与大数据工具,整合互联网门诊特殊疾病和慢性病评审、"互联网+慢性病管理"服务、医保支付方式改革服务及流程监督服务,为患者提供更加快捷方便的慢性病就医渠道和管理服务,为基层医疗机构提供慢性病人群的管理方案与工具。同时,通过处方流转的方式,承接慢性病管理中心的药品保障工作,提供药品供应、用药审核、药品配送等服务。促进医疗机构提质增效,并在此基础上整合院内院外、线上线下服务资源，推动全生命周期的健康管理模式实施。职工健康服务，作为针对企业职工打造的健康管理平台，紧密围绕客户需求与价值创造，不断迭代形成标准化的产品，为保障企业职工健康生活提供有效助力。

（二）商业健康保险第三方服务

针对国内保险产品及其赔付痛点，国新健康依托于自身的用户资源、生态合作网络，通过专业化服务能力及大数据、人工智能等技术应用，为商业保险公司及社保与商保合作项目提供直付理赔、理赔风控等产品及解决方案。

第四节 国新健康的优势与挑战

一、国新健康的特点与优势

（一）具备核心竞争力的健康保障服务体系

国新健康[①]经过数十年的发展，形成了以医保控费服务、医院运营管理与医疗质量管控和药械监管服务为核心的业务体系，依靠数字化、人工智能等技术手段，打造了助力"三医"联动改革的信息系统或平台，并形成了专业化的第三方服务模式。国新健康的核心竞争力主要体现在以下四个方面。

第一，拥有丰富的服务经验与创新能力。国新健康是国内医保领域服务最早、持续时间最长的第三方专业化服务商，见证了行业从0到1的发展过程，并积累了大量的服务经验。在全国已实施 DRG 支付方式

---

① 海虹控股已于2018年正式更名为国新健康，为便于表述，本节内容不再区分不同时期的公司名称，统一使用国新健康指代更名前和更名后的公司。

改革的地区中，国新健康已服务70余个地区；在全国推行实施DIP支付方式的地区中，已服务40余个地区；APG业务已拓展至山东省、辽宁省、广西壮族自治区、黑龙江省的近10个地市。在国家医保局主办的首届智慧医保解决方案大赛中，国新健康基于长期服务地方医保改革积累的经验而形成的"医保门诊精细化多层复合支付服务方案"和"基于人工智能及大数据技术提升医保智能监管能力的解决方案"分别荣获三等奖和优胜奖（见图2-3）。

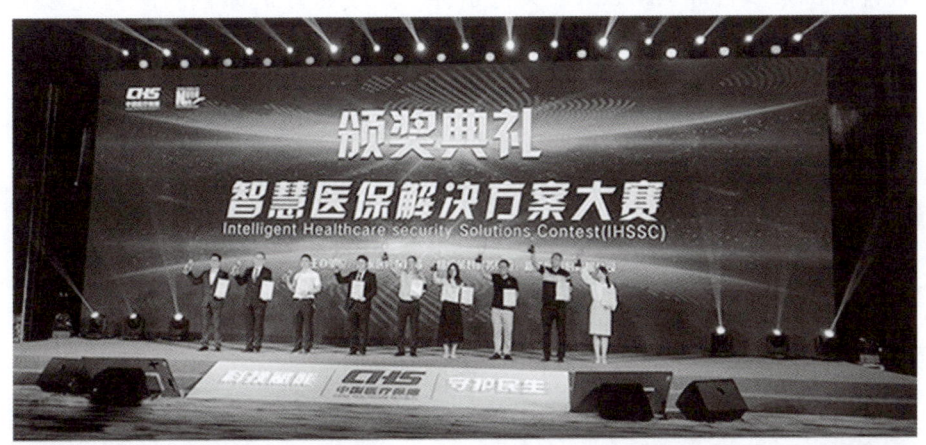

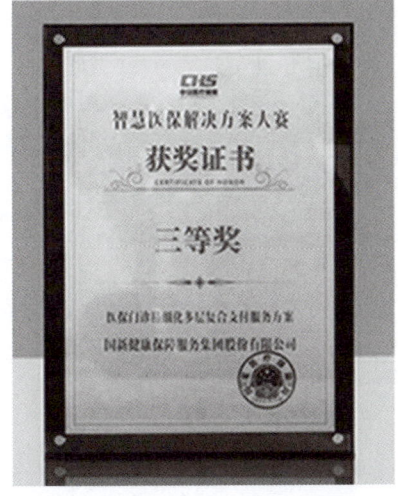
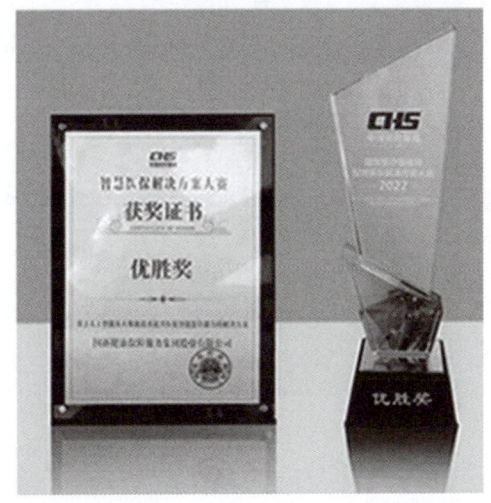

图2-3 国新健康获奖情况（一）

在创新方面，国新健康一直十分注重医保、医疗、医药相关信息系统的研发和应用，每年投入大量的资金专门用于研发。它最早开发了国内医保基金监管领域的医保基金智能审核平台，首创的 DRG 点数法医保支付方式在金华市成功落地，同时它成功研发了 APG 付费项目，成为行业内唯一一家具备"DRG+DIP+APG"综合支持能力的企业，即能够全面覆盖从住院到门诊的支付方式改革。国新健康开发的项目多次获得业内大奖，创新能力得到了行业的认可。其服务佛山市卫生健康委的大数据监管项目荣获首届 CHITEC "英特尔杯"数字医疗健康创新服务优秀案例大赛一等奖（见图 2-4）；其承担的浙江省人民医院病案首页智能管理项目分别获得第六季中国医院管理奖金奖、2022 年浙江省医院品管大赛金奖；其服务金华市中心医院门诊的 APG 智能管理项目荣获第六季中国医院管理奖银奖。2023 年，国新健康"基于 DRG/DIP 的医院全成本运营一体化创新管理"和"医共体慢病① 管理中心整体解决方案"凭借在完整度、推广度、创新度、价值度等方面的卓越表现，分别获评"金如意奖·优秀解决方案"和"金如意奖·价值解决方案"（见图 2-5）。丰富的服务经验和较强的创新能力使国新健康能够根据服务对象的实际需求提供专业化的、一体化的解决方案，从而在行业中具备较强的竞争力。

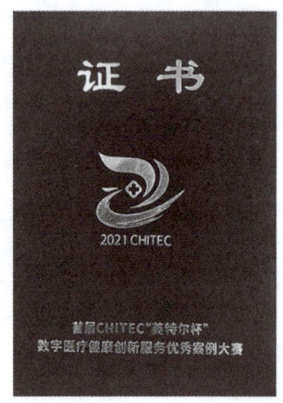
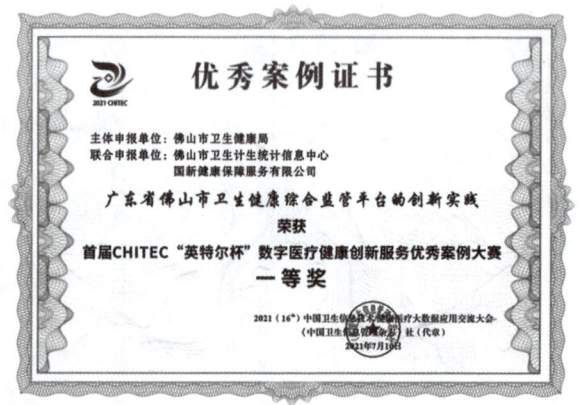

图 2-4　国新健康获奖情况（二）

---

① 编者注：慢性病和慢病是同一个意思。在医学上，慢性病的全称是慢性非传染性疾病，不是特指某种疾病，而是对一类起病隐匿，病程长、病因复杂且病情迁延不愈的疾病的概括性总称。为了用词统一，本书将"慢病"统一称为"慢性病"。

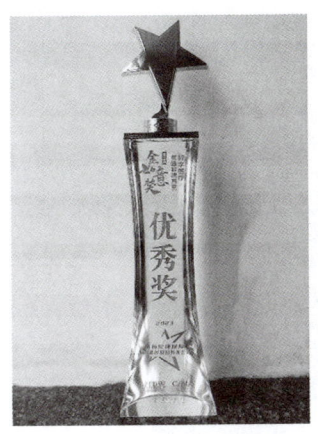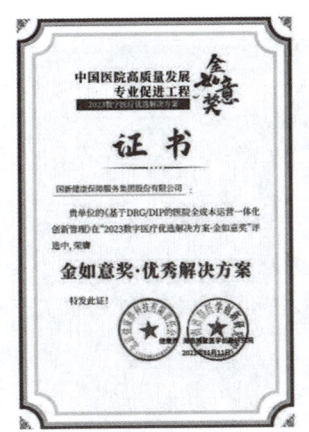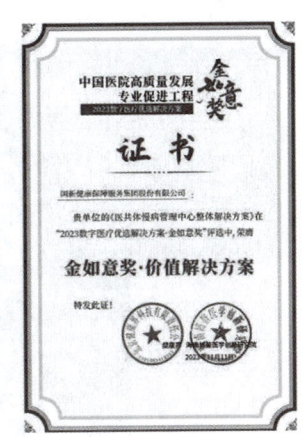

图 2-5　国新健康获奖情况（三）

第二，拥有核心的知识体系和人才支撑体系。国新健康进入"三医"领域后，开始建立底层数据标准及知识库体系，目前已经形成了全面、专业的"四库二十四系统"知识体系（见图 2-6），涵盖医学知识库、药学知识库、标准数据库和循证医学信息库等，数据总量超过 290 万条，医保基金监管规则信息库数据约 8 607 万条。国新健康携手北京大学软件工程国家工程研究中心，共同创立了医疗人工智能联合实验室，专注于医疗行业人工智能技术的创新研究，已构建起一个庞大的医疗健康知识图谱（见图 2-7）。该图谱涵盖了诊断、手术操作、药品、编码及个体特征等 50 余种实体类型，实体数量高达 2 300 多万个，并建立了 220 多万个关联关系。在此基础上，依托知识图谱进一步开发了医保反欺诈引擎、药学服务引擎以及医学知识引擎等一系列智能平台。国新健康应用领先的数据中台技术架构，汇聚集团内部各类数据，通过构建数据中台作为服务载体，提供数据治理、数据分析和应用服务。在人才支撑方面，国新健康成立了专门的数据运营团队、项目实施团队、产品研发团队和市场营销团队，专业人才团队占比超过 80%。它还专门成立了国新健康研究院，致力于健康保障领域宏观政策理论和行业发展方向的研究，为其发展提供智力支持。目前，国新健康已成功自主研发并获得 300 余项著作权，已提交 19 项专利申请并获得 5 项专利，6 项专利已进入实质审查阶段。2021 年和 2022 年，国新健康还专门建立了医疗事业部和健康

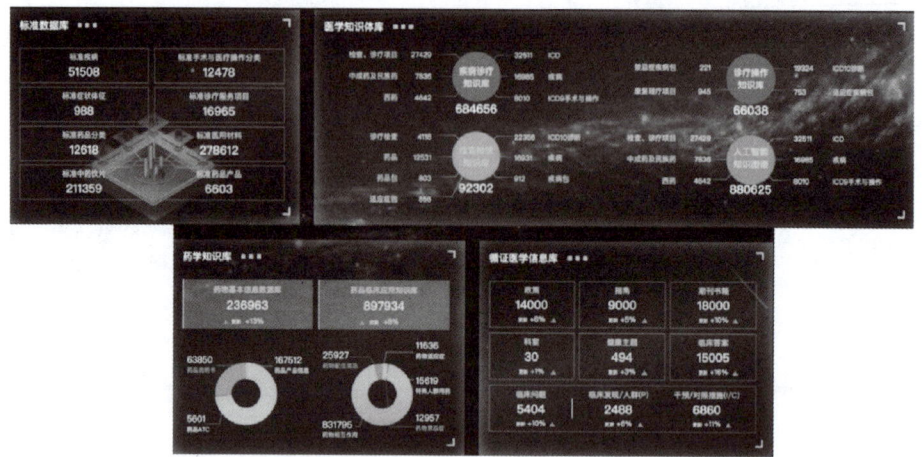

图 2-6 "四库二十四系统"知识体系

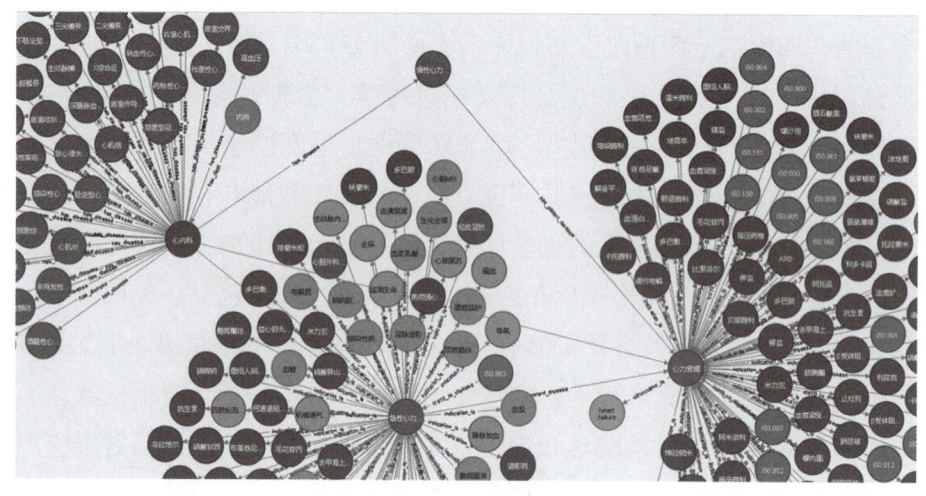

图 2-7 医疗健康知识图谱

服务事业部,汇聚了一批有能力的年轻人才在公司的数字医疗和健康保障服务领域开拓创新。

第三,拥有强大的数据处理能力、数据技术能力、数据应用能力。国新健康一直致力于健康大数据的开发与应用,并在实践过程中形成了扎实的数据处理和应用能力。国新健康自主研发了毫秒级医保智能审核引擎,并在2020年将其全面升级为基于分布式计算和分布式存储可高效部署的云智能引擎，使其速度提升 50% 以上，可实现自动逐单智能审核，全单无遗漏，充分满足医保市级乃至省级统筹的大规模并行数据审核要求。在数据应用方面，国新健康在为医保基金统筹单位提供专业服务的过程中，每年处理 200 余个统筹区定点医疗机构实时诊疗数据。在国家药监局深化审评审批制度改革、推进监管创新方面，国新健康构建了基于药械审评要点的智能引擎，以此推动药品监管的数字化创新，并强化疫苗及高风险产品的生产监管与追溯体系。在推动公立医院高质量发展方面，国新健康结合其在医保 DRG 领域的丰富实践经验，形成了涵盖病案质控、科学运营、精准绩效管理等多个方面的、独特的区域医疗机构数字化价值医疗数据服务能力。

第四，拥有较为清晰的战略规划和定位。随着健康产业的快速发展、健康大数据应用日渐成熟，健康行业吸引着各路资本介入，并成为许多公司的布局重点，涉足该行业的公司不仅类型众多，它们提供的产品和服务也多种多样。然而这些服务的质量却良莠不齐，有些公司仅仅将健康行业视为风险投资的试金石。国新健康是一家专注于健康保障服务体系建设的企业，且已在该行业深耕数十年，形成了专业的第三方服务模式，业务遍布全国各地，业务能力和服务质量受到业内同行及客户的认可。相比其他同业企业，国新健康更加客观和中立，其团队的专业技术人员中，医学、药学、统计学、病案学专业人员更多，处理问题的角度和方法也有所不同。国新健康积累了在全国大面积开展医保支付方式改革服务的丰富经验，率先成为全国协助医保部门将支付方式改革实施落地的先行者。其服务和产品中凝结了多年积累的经验、专业知识以及卓越人才储备的价值，能够全方位覆盖从政策制定、参数设计到接口对接、技术规范等关键环节，确保支付方式改革工作的高效顺畅推进。

（二）企业发展与时代背景、医改政策相协同

纵观国新健康数十年的发展历程，其每一次的重大战略调整均与国家医改政策相协同，与社会环境相适应。国新健康的服务宗旨、战略定位、业务布局也与国家健康中国建设需要及"三医"联动改革紧密相关。

可以说，国家政策、时代背景对国新健康的成长产生了深刻影响，同时，国新健康的发展也促进了行业的发展和政策的落实。

20世纪90年代至21世纪初，互联网在中国蓬勃发展起来，国新健康踏着互联网发展浪潮，投资成立了信息技术公司。与此同时，国家开始进行医药流通体制改革，提出利用现代电子信息网络技术，提高效率，降低药品流通费用。国新健康抓住这一机遇，正式进入医药电子商务业，其医药电子商务解决方案迅速占领市场，取得了不错的发展效果。2009年新一轮医药卫生体制改革启动，集中招标采购收归各省政府主导，由此国新健康原有的医药电子商务业务受到了严重影响，它只能调整其业务方向，引入国外的医药福利管理（PBM）业务，并率先在医保基金监管领域进行了探索。2010年，国新健康成功开发了医保基金智能审核平台，为其在医保基金监管领域的进一步发展奠定了基础。与此同时，伴随着信息时代的到来，信息化、数字化、人工智能成为新的经济增长点，并在十年间快速发展起来，涌现出了一批又一批的互联网企业、信息科技公司。在这样的背景下，国新健康致力于信息系统的研发与设计，并不断积累数据库、知识库，扩展业务的范围和规模。2012年，人力资源社会保障部等部门印发《关于开展基本医疗保险付费总额控制的意见》，要求深化医保付费改革。由此，国新健康进一步拓展其业务，开始致力于医保支付方式改革领域的探索，并于2016年成功助力DRG点数法医保支付方式在金华市落地。这也成为其数字医保业务体系形成的基础。2014年以来，国家相继颁布了多项医保、医疗、医药领域的改革措施，国新健康在这些政策改革方向的指引下，利用自己在数据应用、信息技术方面的优势，进一步将业务范围拓展到了医疗和医药领域，如服务医疗机构配合DRG/DIP支付方式改革的落实，开发药械智能监管系统等。最终，配合国家"三医"联动改革，在医保领域，国新健康提供医保综合管理服务，助力医保基金监管与医保支付方式改革；在医疗领域，国新健康提供医院运营管理与医疗质量管控，助力医院落实支付方式改革与医疗服务质量监管；在医药领域，国新健康提供药械监管服务，助力药品的审核与用药安全。

2016年，《"健康中国2030"规划纲要》颁布实施，对建设健康中国的各个领域进行了战略布局。2017年，国新健康成为央企上市公司，更进一步将企业发展与国家、社会发展联系在了一起。它再一次调整了战略定位和战略规划，将自身定位为健康保障服务体系的建设者，并致力于为健康中国建设和"三医"联动改革保驾护航，让人人享有公平公正的健康保障服务。国新健康着力在健康保障服务业务的路径上迸发，同时在健康预防和健康管理方面积极作为，将产业链由政府、医疗机构拓展到了个人。2022年，《国家医疗保障局办公室关于做好支付方式管理子系统DRG/DIP功能模块使用衔接工作的通知》（医保办函〔2022〕19号）提出系统基线版本部署必须统一采用国家医保局制定的标准版本。国新健康就此对其已有业务作出进一步调整。

（三）央企责任体现使命与担当

2017年，国新健康的实际控制人变更为中国国新，由此前者成为央企上市公司。央企身份的转变对公司发展产生了重要影响。一方面，央企的身份有助于其作为第三方服务机构在G端（政府端）的业务拓展；另一方面，中国国新按照国家提出的将健康医疗大数据应用发展纳入国家大数据战略布局的要求，承担并参与了健康医疗大数据集团组建工作，并于2019年发起成立中国联合健康医疗大数据有限责任公司，与国新健康业务形成紧密协同，以国新健康为核心，促进数据应用落地，培育健康医疗大数据产业生态圈。央企的身份使国新健康在与政府相关部门合作时具有先天的优势。这一优势主要体现在数据安全问题方面。国新健康的业务主要基于医疗健康大数据的开发和应用，数据是业务设计与服务中必不可少的部分。医保部门掌握着大量有关看病就医的个人信息，数据安全问题不可忽视。2021年，《中华人民共和国数据安全法》《中华人民共和国个人信息保护法》陆续出台，国家医保局也发布了《国家医疗保障局关于印发加强网络安全和数据保护工作指导意见的通知》（医保发〔2021〕23号），进一步强调了数据保护工作的重要性及数据使用的规范问题。央企作为国有资本投资或扶持的企业，在数据安全方面负有更重要的责任。因此，政府在与企业合作时，出于数据安全的考虑和担忧，往往会优先考虑央企。有些行业主管部门在进行招标购买企业服务时，非常重视数据安全问题，除了要考察企业的资质和能力外，一般还会优先考虑与央企合作。

二、国新健康在发展中面临的挑战

（一）外部经济政策环境复杂，存在不确定性

现阶段，受各种复杂因素影响，企业面临的外部经济政策环境复杂严峻，不确定性增强，给企业发展带来新的挑战。2021 年召开的中央经济工作会议明确指出，我国经济发展面临需求收缩、供给冲击、预期转弱三重压力。同时，百年变局加速演进，外部环境更趋复杂严峻和不确定。在此过程中，必须以高水平开放促进深层次改革，推动高质量发展。党的二十大报告也指出，世界百年未有之大变局加速演进，世界经济复苏乏力，必须增强忧患意识，做到居安思危、未雨绸缪，要加快构建新发展格局，着力推动高质量发展。在医疗健康领域，报告要求深化医药卫生体制改革，并首次提出促进医保、医疗、医药协同发展和治理；同时提出要健全覆盖全民、统筹城乡、公平统一、安全规范、可持续的多层次社会保障体系，首次将"安全规范"纳入多层次社会保障体系建设内涵，对社会保障体系建设提出安全规范的新要求，这也对下一阶段我国健康保障领域和相关企业发展提出了更高要求。国新健康需要密切关注国家经济政策形势，加强对政策的理解和把握，通过优化业务结构及提升治理水平，积极应对经济发展和行业政策变化带来的挑战。

（二）市场竞争较为激烈，行业生态建设尚不成熟

伴随着人口老龄化的加剧及人们对于医疗健康服务需求的提升，健康服务业发展非常迅速，吸引着各路资本的进入，并成为许多企业布局的重点。此外，在信息化与数字化浪潮席卷之下，信息技术与人工智能在健康行业的融合应用已成为众多企业看重的新的收入增长点。这些企业的涌入不仅加剧了行业竞争，还凸显了各参与方在资质与能力上的差距，对行业生态健康发展构成了影响。

在行业竞争方面，一些企业携带大量资本进入健康行业，为了达到扩大市场占有率或其他目的，它们进行低价竞争甚至恶意竞争。与此同时，资本的进入需要大量的人力资源作为支撑，这些企业往往通过丰厚的薪资条件挖掘行业人才，客观上造成人力成本的进一步上升。

在行业生态方面，越来越多的企业涌入导致行业内企业良莠不齐。一些新进入的企业并非想在健康行业深耕，而是进行某种意义上的风险投资，企业一旦亏损，资本可能就会迅速退出。这也导致行业内企业的服务质量参差不齐。在这样的市场环境下，国新健康的发展面临诸多挑战。

（三）公司业务受行业政策影响大，需不断寻求业务突破

从国新健康的发展历程及业务布局来看，其业务发展与政府及政策环境的联系非常紧密。占据公司营业收入一半的数字医保业务，以及数字医药业务的主要服务对象是政府部门，大部分业务是为国家医药卫生制度改革提供技术支撑和第三方的专业服务，这就导致了公司业务受政策影响较大。因此，随着多项医改政策紧锣密鼓地推出及逐步实施，国新健康的现有业务会受到较大影响，需持续跟上政策步伐，不断满足客户新的需求。

随着国家医保局信息化平台和各省级医保信息化平台陆续完成建设，国新健康的数字医保业务从原来的"技术＋服务"在向纯服务的模式转变，而当前一些政府部门作为企业服务的购买方缺乏对第三方专业服务的全面认识，习惯采用 IT 信息系统的采购方式，这就导致了专业服务价值无法体现，政府购买相关服务的收费标准和政策也未明确。

三、国新健康的未来发展

（一）政策与社会环境

从政策环境来看，健康中国建设已被提升至国家重大战略的高度，并将持续作为重要政策来推进，这为健康产业的蓬勃发展提供了极为有利的契机。2020 年，《中共中央　国务院关于深化医疗保障制度改革的

意见》发布，为深化医疗保障改革作出全面布局。2021年是"十四五"开局之年，国务院办公厅印发《"十四五"全民医疗保障规划》，为"十四五"期间医疗保障的发展目标及方向谋篇布局。健康中国战略的提出、医保改革的持续深化，为国新健康未来几年的发展指引了方向。2021年，《国家医疗保障局关于印发DRG/DIP支付方式改革三年行动计划的通知》（医保发〔2021〕48号）出台，继续深入推进医保支付方式及基金监管领域改革。同年，《医疗保障基金使用监督管理条例》（国务院令第735号）正式实施，基金监管制度体系改革持续推进，这为国新健康数字医保业务的发展提供了良好的政策环境。在医疗领域，《国务院办公厅关于推动公立医院高质量发展的意见》（国办发〔2021〕18号）、《公立医院高质量发展促进行动（2021—2025年）》等政策先后出台，继续推动公立医院高质量发展。在医药领域，国家药监局等8部门印发《"十四五"国家药品安全及促进高质量发展规划》，围绕保障药品安全、促进药品高质量发展、推进药品监管体系和监管能力现代化目标，提出实施药品安全全过程监管、支持产业升级发展、完善药品安全治理体系等工作要求。在数据要素领域，国家数据局成立并积极贯彻落实《中共中央国务院关于构建数据基础制度更好发挥数据要素作用的意见》。2023年12月，国家数据局联合多部门印发《"数据要素×"三年行动计划（2024—2026年）》，推动数据在医疗健康等领域中充分发挥乘数效应，各地也在积极探索以公共数据运营为主的数据要素价值化。这些政策为国新健康的业务开展提供了良好的发展机遇和政策环境。除此之外，"鼓励国有企业做强做优做大"的政策环境也为国新健康的发展提供了根本保证。早在2016年，习近平总书记在全国国有企业党的建设工作会议上的讲话中提到，"推动国有企业深化改革、提高经营管理水平，加强国有资产监管，坚定不移把国有企业做强做优做大。"[①] 党的二十大报告也指出，要深化国资国企改革，加快国有经济布局优化和结构调整，推动国有资本和国有企

---

① 习近平在全国国有企业党的建设工作会议上强调 坚持党对国有企业的领导不动摇 开创国有企业党的建设新局面［EB/OL］.（2016-10-11）［2022-08-10］.https://news.12371.cn/2016/10/11/ARTI1476185678365715.shtml.

业做强做优做大，提升企业核心竞争力。由此可见，未来国家政策将为国有企业的发展提供更加坚实的保障。

从社会环境来看，一方面，随着人口老龄化的加速及人民生活质量的不断提升，大众对健康服务的需求将持续增长，为健康服务业带来新的发展机遇；另一方面，信息技术与人工智能还在不断发展之中，健康大数据的潜在应用价值尚未被充分发掘，健康大数据产业尚未成熟，这一行业还有较大的发展空间。

（二）企业自身发展战略

国新健康制定了"三医协同、创新驱动、数字生态"三位一体的新战略。未来三年，国新健康将继续以客户为中心，借助信息化、数字化和智能化应用，围绕客户需求拉动企业价值链重塑，以创新实现客户价值的提升，向行业内领先的健康医疗大数据服务商转型升级，进而推动医保、医疗和医药等各相关产业的数字化建设并推动健康服务业务的快速增长。

在数字医保业务方面，国新健康重点推广大数据监管、大数据反欺诈和APG支付方式等具有创新性的优势业务和产品，通过提升客户价值来实现新签合同的正增长。同时降低经营成本，继续保持行业的领先地位和市场竞争力。制定明确的市场策略，聚焦细分市场和重点客户，推广优势产品。国新健康将退出亏损且无战略意义的业务和项目，推动业务结构优化。

在数字医疗业务方面，国新健康抢抓公立医院高质量发展和全国医疗卫生机构信息互通共享三年攻坚行动带来的新机遇，实现卫生健康部门端业务突破和规模增长；明确医院高质量运营管理服务商的品牌定位，提供医院高质量运营整体解决方案，重点推广医院病组成本核算等产品，解决客户的痛点，提升客户满意度。

在数字医药业务方面，国新健康推动药品监管业务结构调整，加强药企业务商业模式探索；大力推进"三医"联动项目；加快药物临床试验和药企数字化转型业务的布局，开展药品全生命周期的医药数据服务

（DRO）业务。

在健康服务业务方面，国新健康基于通过数字医保、数字医疗、数字医药沉淀的数据应用能力，聚焦健康管理服务领域，大力复制和推广慢性病管理中心模式和职工益康平台业务。同时，构建专业化数据服务能力，为商业保险公司及社保与商保合作提供产品及解决方案。

从长远的角度来看，国新健康将持续致力于健康大数据价值的挖掘以及健康保障服务体系的建设。

第三章
国新健康的数字医保服务

《"健康中国 2030"规划纲要》提出了"健康领域治理体系和治理能力基本实现现代化"的战略目标。全民医保作为我国健康保障体系的主要制度安排,其制度运行的效果、治理体系的效能,影响着这一战略目标的实现。2020 年,《中共中央 国务院关于深化医疗保障制度改革的意见》明确提出,要提高医保信息化服务水平,推进医保治理创新。这就要求转变传统的医保管理体制机制,推进医保治理现代化。医保治理现代化主要体现在构建多元主体共建共治的现代化治理体系和决策科学化、管理精细化、服务数字化的现代化治理能力与水平这两个方面。[①] 而治理能力的提升有赖于互联网、大数据、云计算等现代数字化技术的应用。例如,在医保公共服务方面,互联网、医保电子凭证等智能化医保

---

① 曾望峰.大数据助推实现医保治理现代化:价值、现状与路径[J].卫生经济研究,2023,40(9):33-35,39.

公共服务平台的构建，能够为参保群众提供更加便捷的医保服务；在医保基金监管方面，数字化技术应用于医保基金审核，能够大大提高医保基金审核的效率和准确性，维护医保基金安全，提高医保基金的使用效率；在医保支付方式改革方面，数字化技术助力 DRG/DIP 支付方式改革落地，有助于控制医疗费用的不合理增长，保障群众获得优质医药服务。

市场主体在运用数字化技术提供医保信息化服务方面具有强大的优势。以国新健康为代表的健康大数据产业，具有更强大的数据处理能力和更为专业的技术团队，从而能够满足医保信息化建设中的多样化需求。例如，疾病诊断相关分组付费（DRG）等医保支付方式的改革，需要按疾病诊断确定付费分组并确定精细化的分组方案，这就对医保机构的管理能力提出了更高的要求，同时也需要信息系统的技术支撑。政府通过购买商业组织提供的信息技术和大数据技术等服务，不仅能够弥补政府资源的不足、减轻管理负担，也能够提高医保机构的管理能力，为医保改革提供技术支援，从整体上提高医保治理能力和水平。[①] 本章以国新健康的支付方式管理综合服务和医保基金综合监管服务为例，详细介绍了其服务于各地数字医保建设的经验及取得的成果。

第一节 支付方式管理综合服务

深化医保支付方式改革是党中央、国务院作出的重要决策部署。国家医保局组建以来，将建立总额预算管理下的按疾病诊断相关分组（DRG）付费和按病种分值（DIP）付费机制作为支付方式改革的主要抓手，通过DRG 和 DIP 国家付费试点建设逐步推进应用实践。在 101 个国家试点地区的改革工作取得阶段性成效的基础上，为加快推进改革全覆盖，2021年 11 月，国家医保局启动 DRG/DIP 支付方式改革三年行动计划，按照《"十四五"全民医疗保障规划》的目标要求，聚焦"抓扩面、建机制、打

---

① 王琬，詹开明. 社会力量助推医保治理现代化研究［J］. 社会保障评论，2018，2（1）：82-91.

基础、推协同"四个方面，分阶段、抓重点、阶梯式推进改革工作，提出到 2024 年年底，全国所有统筹地区全部开展 DRG/DIP 付费方式改革工作；到 2025 年年底，DRG/DIP 支付方式覆盖所有符合条件的开展住院服务的医疗机构，基本实现病种、医保基金基本全覆盖。《国务院办公厅关于建立健全职工基本医疗保险门诊共济保障机制的指导意见》（国办发〔2021〕14 号）提出完善与门诊共济保障相适应的付费机制，积极探索将按人头付费与慢性病管理相结合；对日间手术及符合条件的门诊特殊病种，推行按病种或按疾病诊断相关分组付费等，为各地在全面推进住院 DRG/DIP 付费的基础上，探索门诊付费改革提供指导。

国新健康紧扣医保支付方式改革目标，将分组定价工具与基金点数分配方法相结合，并因地制宜地打造一套贯穿支付管理全过程的"筹资（预算）—定价（分组）—支付（点数法）—管理（运行机制）"的打包付费政策机制，以提升医保基金的支付效率和精细化管理水平。自 2016 年首创 DRG 点数法付费模式成功落地金华市后，随着国家医保局推动 DRG/DIP 支付方式改革全面推开，国新健康按照国家 DRG/DIP 付费改革工作思路及信息化、标准化建设工作要求，积极助推地方政策落地，大力推进 DRG/DIP 付费服务，目前已覆盖全国 95 个地区。在此基础上，国新健康紧随国家门诊共济保障改革方向和步伐，在国内首创门诊按人头包干结合门诊病例分组（APG）付费，于 2020 年在金华市成功落地，并推广至杭州市、温州市等地，就此打造了从住院到门诊全覆盖的闭环式支付方式解决方案，各地呈现出医保管理机构、医疗机构和参保人"三方共赢"的良好局面。

一、浙江省金华市支付方式闭环服务

（一）住院 DRG 点数法付费服务

1. 基本情况

金华市于 2015 年年底启动医保支付改革，由医保部门牵头，提出要推动医保和医院精细化管理，有效控制医疗费用不合理增长。2016 年 7

月,《金华市区基本医疗保险付费方式改革试点办法》(金人社发〔2016〕96号)出台,提出从总额预算、基金分配结算到医疗服务质量考核的综合方案。2017年9月,金华市被列为浙江省医保支付方式改革唯一试点市,浙江省人力资源和社会保障厅在金华市召开现场会,在全省范围内推广金华模式。2018年1月起,全市其他7个统筹区先后实施DRG点数法付费。2019年,金华市成为浙江省唯一入选DRG付费国家试点的城市,金华市DRG点数法支付方式改革正式纳入DRG付费国家试点,2021年纳入国家DRG付费示范点。截至2022年7月,DRG付费自实施以来,已为全市群众就医减负4.1亿元,医疗机构提质增效2.14亿元,实现了医、患、保三方共赢。

2. 主要做法

金华市DRG点数法付费方式改革,是在总额预算下,主要住院医疗服务按疾病诊断相关分组付费,长期慢性病住院服务按床日付费,复杂住院病例通过特殊病例单议按项目付费,同时引入"点数法",将病组、床日、项目等各种医疗服务的价值以一定点数体现,年底根据医保基金预算总额和医疗服务总点数确定每个点的实际价值,再以各医疗机构实际总点数进行费用拨付清算。

(1)科学编制年度医保基金预算总额,实施精控基金

一是协商谈判确定住院医疗服务医保基金支出增长率。根据上年度统筹区住院人数增长情况、GDP运行情况水平、物价指数等因素,结合浙江省下达的医疗费用增长率控制目标,通过协商谈判,确定本年度支出增长率。二是科学预算年度医保基金支出总额。以统筹区参保人员上年度住院实际基金报销额为基数,按医保基金支出增长率预算当年统筹区住院医保基金支出总额,其中包含异地就医住院医疗费用。总额预算有利于促使医疗机构提升医疗服务水平,提高患者本地就医率。值得注意的是,实施区域总额预算,年度医保基金预算总额并未细化到各医疗机构,这是为了鼓励医院开展良性的服务竞争和优化资源配置。

(2)实施DRG点数法,实现精准付费

一是按疾病诊断确定付费病组。疾病诊断相关分组是一种精细化管

理工具，实施当年，金华市按照国际通行标准，在考虑疾病诊断、并发症与合并症、发生费用、病人年龄等因素的基础上，通过大数据分析论证市区所有住院定点医疗机构前18个月21万余名住院患者的病例数据，完成595个病组（2017年已达628个组）。数据显示，金华市595个病组质量指标均已达到或优于国际实践可应用标准。其中，病组入组率达到100%，实现最优；99.9%分组的病组内医保结算费用的变异系数（CV）小于1（CV值反映组内差异度，CV值越小说明组内病例一致性越高，CV值的国际实践可应用标准为小于1）；总体方差减小系数（RIV）达到76.79%，远高于国际上70%的通用标准（RIV反映组间差异度，RIV值越大说明分组系统区分度越高）。二是结合点数法分组付费，建立了"结余留用、超支自负"的激励约束机制。每个病组的计价点数依据病组成本水平、各个医院的成本水平以及当年医保基金支出预算动态形成，即"病组点数制"。根据疾病诊断分组结果得到的595个病组，以每个病组的历史（前18个月）平均服务成本确定病组基准点数（病组基准点数＝所有医院某病组平均费用÷所有病组病例平均费用×100）；某医院病组病例点数以基准点数为基础，按某医院实际运行成本，通过成本系数（成本系数＝某医院某病组平均费用÷所有医院某病组平均费用）确定。医院每收治一个病人，就可获得一个对应病组的点数，医疗服务总量最终以点数之和来反映，医保基金预算总额除以医疗服务总点数即可反映每点可获得的基金价值，医院的医保基金收入等于医疗服务总点数乘以每点的基金价值。在保证服务质量和节约总成本的情况下，医疗机构可分享结余留用带来的超额收益；反之，则共同承担浪费带来的损失。这能有效地促进医院相互监督，遏制浪费，推动了医疗机构间的良性竞争与相互制约机制的形成。

（3）医疗服务行为全程智能监管，实行精细管理

一是全面推进医保智能监管平台的应用。深化事前（信息）提示、诊间审核、事后（全数据）智能审核三大功能，实现对医疗服务全过程的刚性监管，同时也将提醒、警示服务信息实时推送给医生，体现了服务前置，让医生自觉参与"规范医疗、控费控药"。二是探索建设医疗

服务质量辅助评价分析系统。从综合指标评价、DRG评价、审核结果评价、医疗服务效果评价、患者满意度评价和医疗过程评价6个维度（共纳入50个指标，评价使用37个指标）系统全面地评价各医院的医疗质量，对医疗质量不达标的医院进行罚分处理，防止医院出现服务不足、推诿患者的情况。为此，引入手机微信住院服务满意度评价系统，实现了患者进行便捷评价。三是探索建立点数调整机制。基于综合智能监管评分、医院控费效果、群众满意度等多方面因素，综合评定并形成医院的年度考评分值。

3. 取得成效

清华大学医院管理研究院医疗服务治理研究中心为这项改革做第三方综合评估，评估结论为："金华方案是建立综合治理机制的一套组合拳，打开了医保医院对话的通道，创新使用疾病组质量评价工具（DRG）和引入点数法与预付制（PPS），打造了'三医'联动的良好局面。在宏观上建立了区域医保基金预算与合理增长的调控机制，在中观上建立了区域医保基金收支平衡的长效机制，在微观上建立了医疗机构控制成本、提高质量、良性竞争的引导机制。改革以来，医保基金和医疗机构运行绩效结果优良，方案设计和运行效果均符合改革方向，可以在本市全面推开，值得其他城市和地区借鉴。"成效主要体现在以下4个方面。

（1）医疗机构质控管理绩效全面提升

一是医院主动控费能力进一步增强。同原付费制度相比，7家医院共实现增效节支收益3 800余万元。其中，管理优秀的金华市中心医院全部病组均次费用同比下降241元，实现病组（成本控制）节支收益897万元，并获得了结余留用收益147万元，同原付费制度相比增收近2 108万元。二是医院精准控费能力进一步提升。统计分析显示（见图3-1），445个病组费用下降或持平，占总费用的82.68%；159个病组费用合理上升，占总费用的17.32%。分析发现，费用合理上升的病组主要有三类：第一类为低难度低费用病组，其费用因人力成本的上升而同步上升；第二类为二级医院服务能力提升，病组难度增加，其费用也相应提高；第三类为原费用较高病组可能存在分解住院现象，即原病组费用失真，现因分解住院现象得到有效治理，病组费用反映真实成本，因此费用上升。三是激励约束机制有效性进一步显现。从2016年7月至2017年12月的运行情况来看，医保基金实际支出增长率为7.1%，低于预算增长率0.4个百分点，试点医疗机构可按规定分享基金结余留用收益311万元。

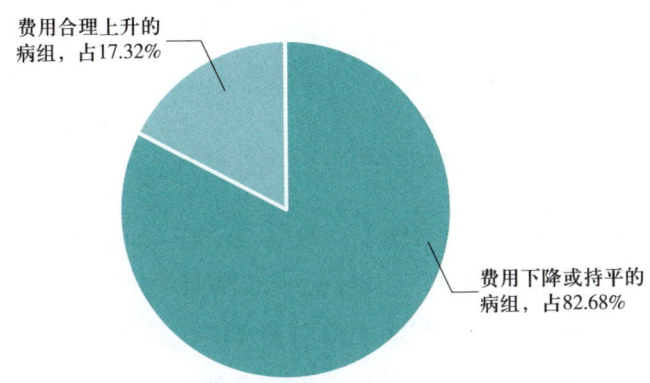

图3-1　金华市实施DRG后医疗机构病组费用变化情况

（2）群众就医保障获得感有效提升

一是次均住院费用和患者自费自负医疗费用增长率同步下降。次均住院费用降低170元，为群众减轻负担达2 370万元；患者自费自负医疗费用增长率由2015年的2%正增长转为2016年的0.7%负增长，为群众减轻现金负担达1 002万元。二是分解住院、频繁转院等现象减少。通过分析脑卒中、肾衰竭等16个容易发生分解住院及频繁转院现象的病组病例，发现住院的人次人头比从2015医保年度的1.29下降到2016医保年度的1.12（见图3-2），降幅达13%；同病组10天内再住院比例降幅达20%。

（3）医保精准治理能力大幅提升

一是实现了医保基金支出增长率的合理确定。2016医保年度医保基金支出增长率确定为7.5%，同市区GDP增长率相当，医保基金实际支出增长率仅为7.1%。二是实现了医保智能监管平台对医疗行为的精准监管。2016年7月至2017年12月期间，医保智能监管平台经审核反馈确

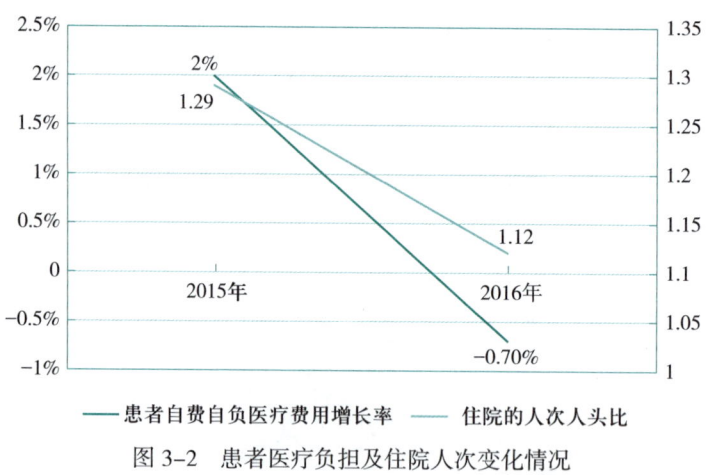

图 3-2　患者医疗负担及住院人次变化情况

认违规单据 129 114 条，违规扣款金额超过 290 万元，并对部分存在违规行为的医院进行了处罚。三是实现了医保病组支付标准以谈判方式确定。该过程涉及医院间、病组间的横向和纵向比较，能够精准识别出病组成本的合理定价区间和成本结构变化的合理性，为医保基金的监管以及指导医疗机构在保证质量的前提下控制成本，提供了精准的依据。

（4）分级诊疗工作有效推进

根据公布的疾病分组支付标准，患者可实现选择质优价廉的医疗机构就医，医院也可优化收治病种结构，从而有效促进医疗机构之间分工协作、有序竞争和资源合理配置。数据显示，二级医疗机构服务量增速和收入增速均快于三级医疗机构，出现合理接诊的趋势。例如，婺城区第一人民医院（二级医疗机构）的住院医疗服务业务得到大幅增长，住院人次从 2015 年的 4 548 人次增加到 2016 年的 6 545 人次（见图 3-3），增幅达 43.9%；病组从 2015 年的 288 组扩大到 2016 年的 350 组，服务广度增幅达 21.5%，极大地方便了当地群众就医。同时，该医院的医疗总收入由 2015 年的 2 404 万元增长到 2016 年的 3 407 万元（见图 3-4），增幅高达 41.72%，同原付费制度相比增收 133 万元。群众负担也得到进一步下降。例如，原主要在三级医院收治的喉、气管手术病组平均费用达 8 200 元，而该医院 2016 年收治 16 例，平均费用为 7 200 元，成本下降 12.2%。

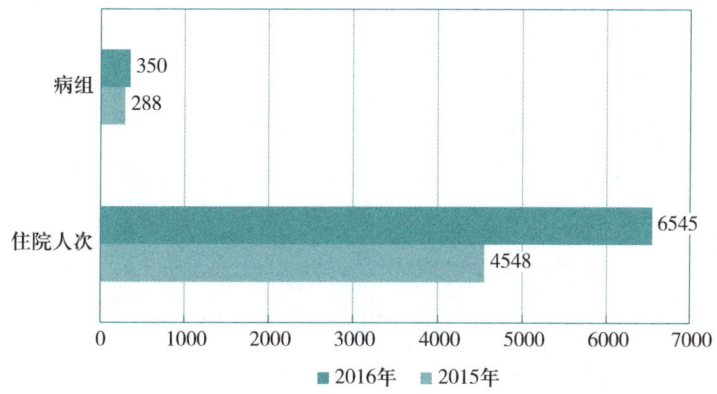

图 3-3 婺城区第一人民医院服务量和服务广度变化情况

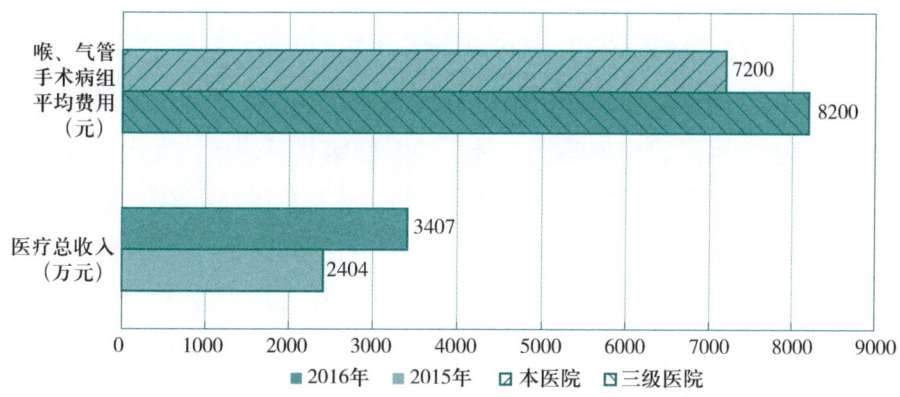

图 3-4 婺城区第一人民医院医疗总收入和患者负担变化情况

（二）门诊精细化多层次复合支付服务

1. 基本情况

金华市 2016 年实施基本医疗保险住院费用病组点数法付费改革，包括政策选择、信息系统、合作伙伴、社会动员、医疗机构合作等。经过 4 年的探索，该项改革措施得到国家医保局和社会各界的认可，对控制住院医疗费用增长起到了显著作用，提升了市域居民就医的获得感和幸福感。此外，在改革过程中发现，当 DRG 点数法付费限制了住院服务和费用时，部分住院服务被转移到门诊提供，从而导致门诊服务量和费用的不合理增长，需要发挥医保支付政策的引导作用，规范门诊医护行为和推进普通门诊下基层。

2. 主要做法

在住院费用病组点数法支付改革成功的基础上，针对门诊进一步打出综合治理的组合拳。在宏观上，进一步完善本市医疗保险费总增长与经济增长相适应的调控机制。在中观上，建立医保门诊统筹实施总额预算管理，与住院总额预算管理结合，打造医保基金收支平衡的长效机制。在微观上，鼓励居民与家庭医生和基层医疗机构签约，共同做好健康管理和慢性病管理的"守门人"，夯实分级诊疗的基础；规范门诊慢特病医护行为，与住院费用支付改革结合，激励医疗机构合理接诊与提质增效。

（1）建立门诊病例分组（APG）政策体系

内容包括医保门诊统筹实施总额预算管理，年度总额基于预算基数和增长率合理确定。根据参保人员年龄、健康状况、平均支出，合理确定签约人员的人头预算基金，支付给签约所属基层医疗机构（或医共体）包干使用、钱随人走、结余留用；未签约的参保人采用APG技术（见图3-5）和点数支付门诊费用，规范门诊医护行为和慢性病管理。2020年10月，金华市医保局发布《金华市基本医疗保险门诊付费办法（试行）》（征求意见稿）。

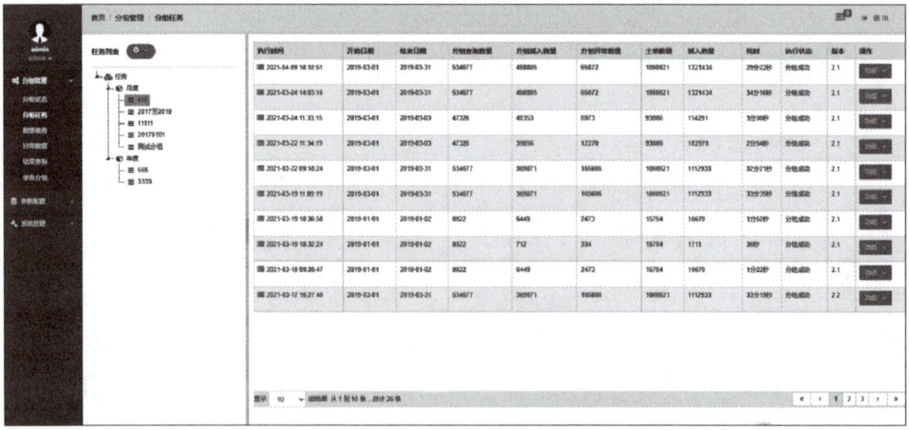

图3-5 APG分组系统界面

（2）开展门诊统筹与支付改革政策评估

基于国家治理体系和能力建设的总体要求和激励相容理论，坚持医护服务可及性、安全性、可支付的铁三角价值链，评估金华市门诊支付政策的目标、成效与风险。评估方法以定性分析为主，以定量预测和国际比较为辅，从党的领导、政府责任、民主协商、公众参与、社会协同、法治保障、科技支撑7个方面建立评估指标体系，开展广泛评估。从评估结果可以看到，金华市针对门诊付费再次打出综合治理的组合拳，从宏观调控、中观引导、微观改革3个方面完善医疗保障治理体系和提高治理能力现代化。测算数据显示，门诊付费改革方案可以平稳实施，确保实现改革目标。可能出现的问题和风险大部分均在可控范围之内。

（3）建立三项机制，让基金支出更可控

通过建立门诊总额预算协商谈判机制，门诊"结余留用、超支分担"机制及医保基金总额预算调整机制，激发医药机构的内生动力，实现医保基金可控、医疗质量提升、参保人员满意的目标。"结余留用、超支分担"机制是指统筹区的医保门诊统筹基金年度决算出现结余和超支的，由医疗机构和医保基金按一定比例留用和分担。2020年确定为5%，即基金预算结余部分的95%，由各医疗机构按点数比例分享结余留用带来的超额收益；反之，由各医疗机构对超出预算部分按95%比例承担损失。

（4）实行人头包干，让就医秩序更加合理

把医保门诊统筹基金总额以人头基金额度的形式分类包干。一是科学确定人头基金额度。根据前两年全市参保人员的门诊就诊情况，运用大数据分析，确定参保人的门诊人头基金额度。二是分类划分包干类型。也就是说，签过约的参保人门诊人头基金包干给签约医疗机构（或医共体）统筹使用，推动医保基金向签约服务和基层倾斜；没有签过约的参保人门诊人头基金不进行包干，由符合条件的医疗机构一起统筹使用，按照APG的方法共享。

（5）确定支付标准，让医保付费精准高效

为了提高付费效率，根据临床过程、资源消耗等相似程度，充分考虑门诊诊查费、国家谈判药等因素，将全市门诊病例分为手术操作、内科服务、辅助服务三类APG，确定分组1 391组。同时，利用大数据手段分析历史门诊病例数，合理测算各个病组的平均历史费用，形成医保、医院、患者三方认同的支付标准。未签约参保人的人头基金额度不细分到医疗机构，通过门诊病组点数来计算各医疗机构的服务量。

3. 取得成效

一是医保基金增长率得到控制。2020年，金华市实施门诊住院方式改革，门诊基金增长率从20%左右下降为9.21%［见图3-6（a）］。二是医疗机构获得正向激励。实施APG之后，当年医保基金相对于年初预算实现949万元的结余。这949万元的结余通过医疗机构结余留用机制，分配给了各个医疗机构。三是签约参保人门诊花费下降。2020年，金华市签约参保人就诊次数为7 681 552次，相比上一年的6 504 165次，增幅为18.10%。与此同时，签约参保人次均就诊费用从2019年的104.94元，下降为98.08元［见图3-6（b）］，降幅为6.54%。据此计算，累计为签约参保人节约门诊医疗花费共5 269.54万元［见图3-6（c）］。四是分级诊疗效果初显。一级医疗机构就诊人次和费用占比上升；统筹基金支出基层医疗机构支付增长率为10.38%，签约参保人基层门诊就医人次占比增长率为18.10%。基层医疗机构就诊费用占地区门诊总费用的比例从2019年的33.88%［见图3-6（d）］提升至2020年的36.37%［见图3-6（e）］，提升幅度为2.49%，真正实现了医疗资源和就诊行为向基层医疗机构下沉。五是促进健康中国指标完成。2020年，结合卫生健康部门的数据，评估金华市在医疗安全、健康管理、妇幼健康管理、老年人健康管理、慢性病种健康管理、处方合格率，以及合理用药患者满意度等方面指标评价医疗服务质量的变化情况，整体评估结果呈上升趋势。

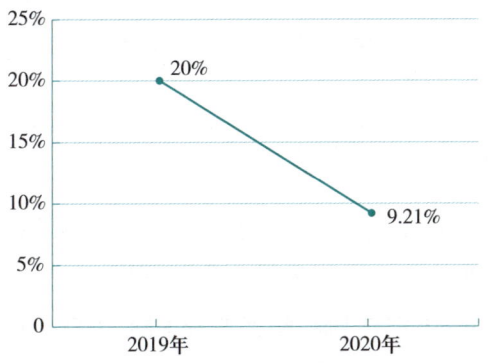
(a) 2020年门诊基金增长率下降

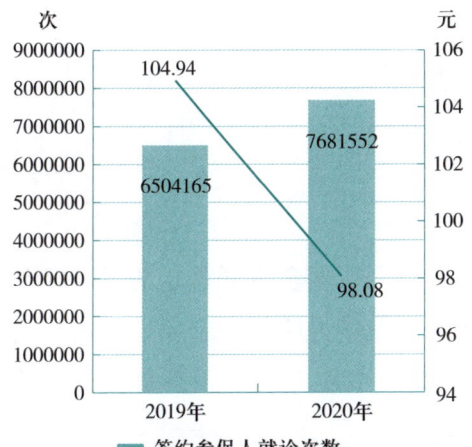
(b) 2020年人均门诊花费下降

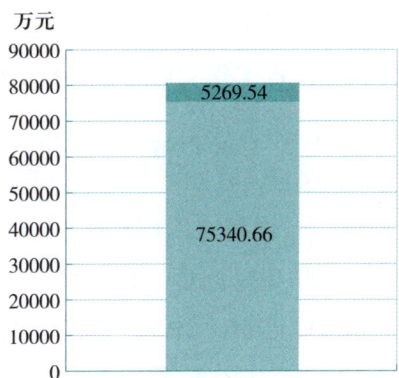
(c) 2020年累计节约的门诊医疗花费

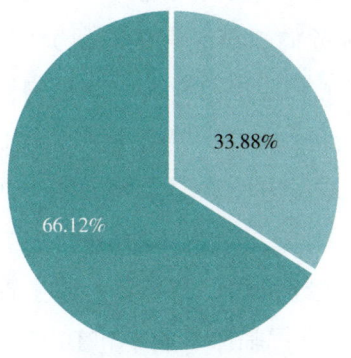
(d) 2019年地区门诊总费用构成

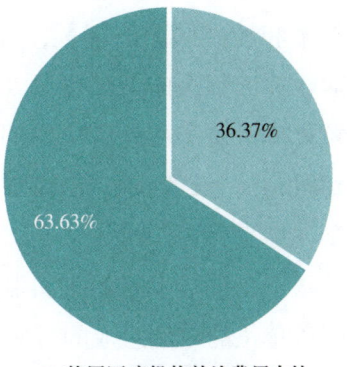
(e) 2020年地区门诊总费用构成

图 3-6　金华市实行 APG 之后的成效

二、安徽省合肥市 DRG 点数法付费和监管服务

（一）基本情况

自 2019 年 5 月获批为 DRG 付费国家试点城市以来，合肥市按照"先易后难、分步实施"的工作思路，积极开展试点工作，选定包括 9 家省属三级医疗机构、5 家市属三级医疗机构和 3 家市属二级医疗机构在内的 17 家医疗机构，作为首批开展医保住院 DRG 付费试点，并于 2021 年 1 月开始实际付费。2021 年 7 月，合肥市正式启动了第二批 75 家医疗机构试点工作，并于 2022 年 1 月开始实际付费。

（二）主要做法

1. 全面建立工作机制

一是建立调度工作制度。合肥市医保局主要负责同志定期听取试点工作进度汇报，召开专题调度会推进试点工作进展。2022 年以来先后完成 2022 年 DRG 付费方案的制定以及 2021 年 DRG 年度清算方案，召开了 2022 年 DRG 细分组方案的专家论证会。

二是建立试点通报制度。对试点工作进展和存在问题进行定期通报，推动工作落实。注重收集改革试点中医疗机构反馈的问题，对涉及分组技术和经办层面的问题，分别交第三方服务商、市医保中心研究解决，对于能够解决的共性问题及时提出解决方案并通报给所有医疗机构，照章处理；对于不能解决的问题，集中提交国家技术指导组研究。对于医疗机构的个性问题，由市医保中心上门或通过电话沟通指导，推动试点工作稳步实施。

三是建立专家论证机制。建成由来自医疗机构、高校、行业主管部门等单位的专家组成的合肥市医保专家库，发挥临床、病案和 DRG 付费指导专家的专业力量，在付费方案合理性、分组方案科学性、特病单议可行性和基础病组的适用性等关键节点进行评估论证，形成医保部门、医疗机构和第三方等多方参与的评价和争议处理良性机制，推动 DRG 付

费各环节工作有序开展。

2. 深入推进工作落实

一是开展月度分组动态调整。每月医疗机构完成医保结算清单数据上传，经过对数据的标准化清洗，通过 DRG 基金结算系统（见图3-7）进行分组，形成分组结果，并在 DRG 分组模块中将初次分组结果公示至医疗机构。医疗机构在 10 个工作日内对病案分组结果进行查看并反馈。市医保中心在 10 个工作日内，组织专家或相关人员对试点医疗机构的分组反馈意见进行复核。复核完成后，将在基金结算公示系统中向试点医疗机构公布最终的分组结果。开展月度分组动态调整，实时对医疗机构医保结算清单填报问题进行校正，确保了医保基金的合理分配。

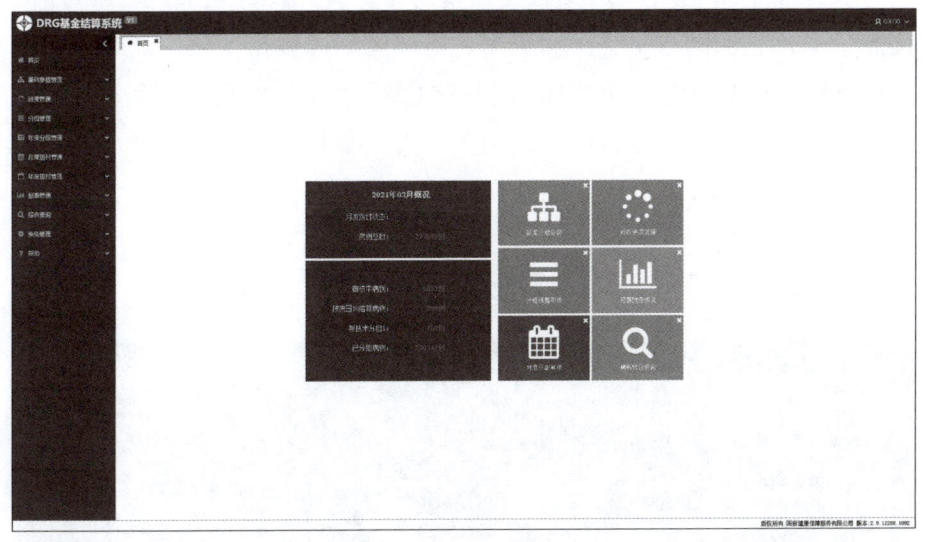

图 3-7　DRG 基金结算系统界面

二是开展季度特殊病例评审动态调整。2021 年，市医保中心印发《合肥市基本医疗保险定点医疗机构住院费用按 DRG 点数付费特病单议实施规程（试点）》，对于稳定病组高倍率病例、非稳定病组病例（单议病组病例）等需要追加点数的，由医疗机构提出申请，经办机构审核同意后启动特病单议评审程序。市医保中心每季度组织临床专家对特病单议病例进行评审，根据专家评审意见，进行特病单议病例追加点数。季度特病单议的实施,实现了公开、公平、公正地对费用差异过大的特殊病例,通过医保专家集体讨论评审核准追加点数或不合理治疗的认定。

三是开展年度付费方案和细分组方案动态调整。在推进DRG付费实施过程中,年度付费方案和细分组方案全面征求试点医疗机构意见,通过书面反馈、座谈会、交流会、实地调研走访等多种形式与医疗机构互动沟通,围绕医疗机构反馈突出的问题,通过数据测算,研判分析后逐一解决。

四是开展监管指标的动态调整。顺应DRG付费的医保支付方式改革,合肥市从完善病案首页质控、智能审核监管、付费结算管理、绩效考核评估等流程,实现对临床诊断真实性、诊疗过程规范性和合理性的同步监控(见图3-8)。月度通过大数据分析(见图3-9),掌握医疗机构盈余变化、病例数量、次均费用、倍率区间等数据变化,开展多维度统计分析、精细画像。针对DRG付费模式下衍生出的高编高套、分解住院等违规行为,建立以智能审核为主、人工复核为辅、现场检查为补充的全方位、多维度、立体式的全病组审核监管新体系。同时建立了医疗服务行为评价系统,将评价结果与集采成果落地情况、违规使用医保基金情况一并纳入对医疗机构考核奖惩范围。

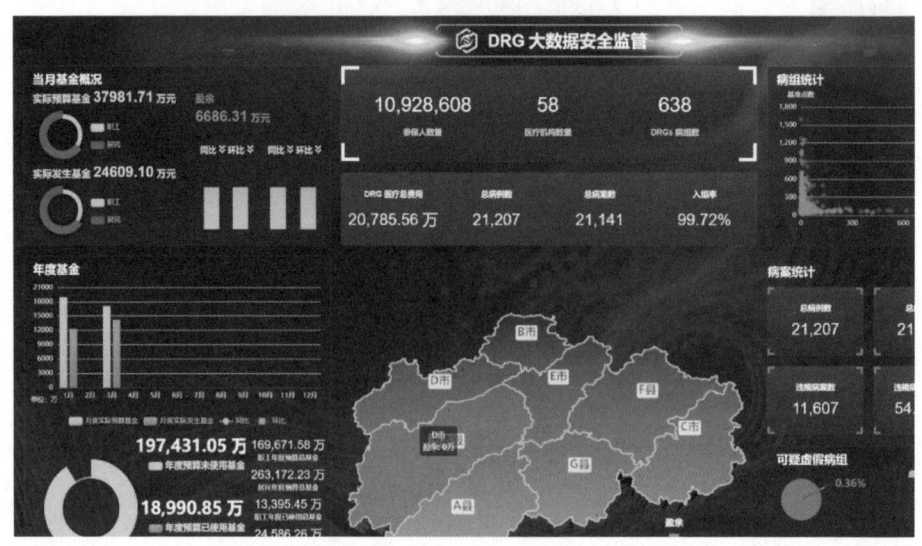

图3-8 DRG大数据安全监管系统界面

第三章 国新健康的数字医保服务 · 71

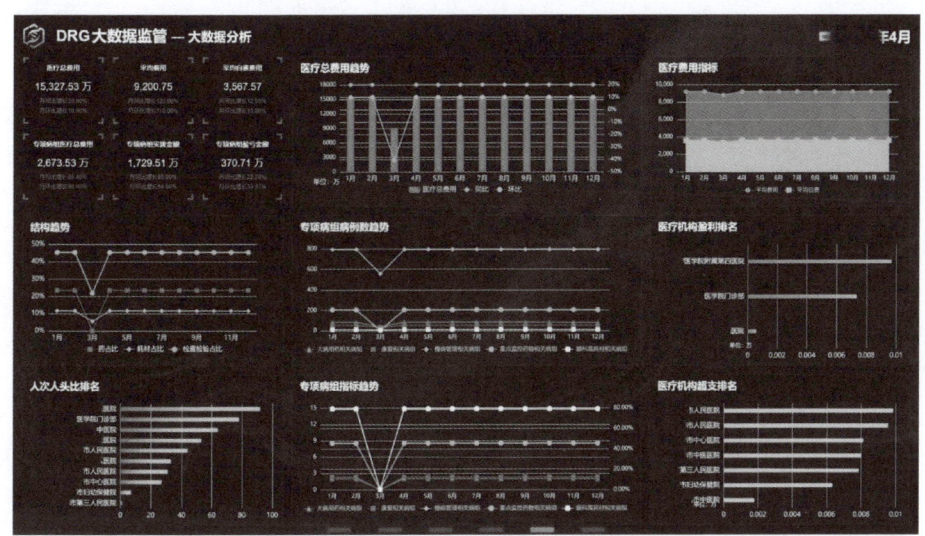

图 3-9 DRG 大数据监管系统——大数据分析界面

（三）取得成效

实施 DRG 付费后医保基金支出总额得到控制，基金使用效能得到提高，患者看病贵问题有明显缓解，初步呈现出医、保、患三方共赢局面。2022 年，全市 DRG 付费医疗机构数量由 17 家扩大到 95 家，实现全市具备条件的住院医疗机构 DRG 付费覆盖率 100%、付费病组覆盖率 100%，DRG 付费医保基金支出占全部住院医保基金支出的 94.15%，提前完成医疗机构、病种、医保基金全覆盖的目标任务，有效推动医疗机构从粗放式管理向精细化管理转变。一是医疗机构实现医疗水平和管理水平"两提高"。合肥市 DRG 付费试点医疗机构的病例组合指数（CMI）由 2021 年的 1.03 提高至 2022 年的 1.13，全市试点医院医保结算清单上传率与经过质控后通过率均达到 99.99%。二是实现医保基金运行和管理能力"两提升"。2022 年，95 家医疗机构次均住院医疗费用在 2021 年度降低 12.22% 的基础上再次降低 7.83%，并运用点数法将对单个医院的简单定额管理转变为对区域内试点医疗机构的总额管理，使医保基金分配有了客观、统一的标准。三是实现患者次均费用、个人负担和住院时长"三降低"。患者次均住院费用由 2021 年的 11 194 元下降至 2022 年的 10 456 元；全市纳入 DRG 付费的病例个人实际负担比例由 2021 年的 39.40% 下降至 2022 年的 33.63%，次均个人负担费用由 2021 年的 4 411 元下降至 2022 年的 3 516 元，降幅为 20.29%；参保患者次均住院天数由 2021 年的 8.29 天降至 2022 年的 7.79 天，其中省属三级医疗机构次均住院天数由 8.06 天降至 7.45 天。四是优化"全流程"监管体系。采用以智能审核为主、人工复核为辅、现场检查为补充的全方位、立体式审核监管体系，2022 年上半年检查出不合理病例医疗总费用共 1 361.85 万元，在年终清算时予以核减。

三、江苏省南京市创新中西医结合 DRG 分组付费机制

（一）基本情况

根据国家和省、市关于医保支付方式改革的系列文件精神，按照市政府统一部署和要求，南京市于 2022 年 1 月 1 日正式实施 DRG 点数法付费。按照国家医保局 DRG 技术规范要求，在全国首先使用国家医疗保障疾病诊断相关分组（CHS-DRG）分组方案（1.1 版），覆盖全市 98 家符合条件的二级以上定点医疗机构（精神病医院暂除外）。在此基础上，南京市探索对部分中医优势病种试行中医分组，在全国率先明确 51 个特色中医 DRG 病组，在病组点数上向中医倾斜支持。总体来看，2022 年全市 98 家参改医疗机构发生住院费用、医保基金支付总额以及次均住院费用同比下降幅度均在 10% 左右。

（二）主要做法

1. 建立完善支付制度

为深入贯彻落实党中央、国务院决策部署，充分发挥医疗保障制度优势支持中医药发展，更好地满足人民群众对中医药服务的需求，南京市于 2021 年先后发布《关于印发〈南京市按疾病诊断相关分组（DRG）付费方式改革工作实施方案〉的通知》（宁医发〔2021〕65 号）和《关于印发〈南京市基本医疗保险按疾病诊断相关分组（DRG）点数法付费

暂行办法〉的通知》（宁医发〔2021〕94号），按照保障基本、"三医"联动、精细管理、多元共治的基本原则，坚持以服务人民健康为中心，以保障基本医疗需求为重点，建立科学合理的DRG分组和付费机制，并明确试行中医分组，为部分中医优势病种实行中医分组付费方式奠定制度基础。

2. 研究制定中医特色DRG分组

DRG分组作为一项较为复杂的技术，需将临床经验和统计校验相结合，在遵循临床诊疗分类和操作技术等的基础上，对疾病诊断、手术、操作等遵循"临床特征相似、资源消耗相近"的原则，通过统计学分析进行验算，实现从主要诊断大类（MDC）到ADRG的核心分组，直至DRG的细分组逐类细化。

南京市以近三年参改医疗机构历史病案首页数据为基础，参照CHS-DRG分组方案（1.1版），充分汲取医疗机构合理的意见和建议，借鉴外地成功经验以及本地特色科研成果，研究制定了《南京市医疗保障疾病诊断相关分组（NJ-DRG）细分组目录》。其中，通过借鉴现有DRG分组原理和思路，基于病案首页信息（包括主要诊断码、主要诊断名称、出院科室、病案号、病史首页费用明细等），结合中医证候、证型等特点，设置了51个中医优势病组。其分组路径如图3-10所示。

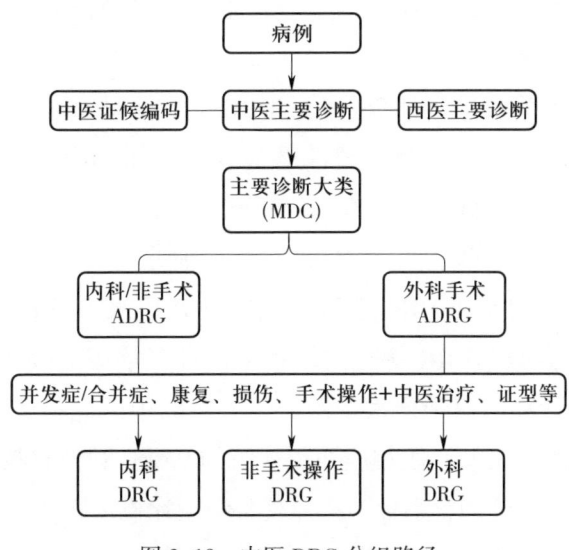

图3-10 中医DRG分组路径

第一步，根据病案首页主要诊断进入主要诊断大类，即不同的 MDC 中，疾病诊断主要依据中医病证分类与代码（TCD）进行，同时根据中医特色，在明确诊断的同时需进一步确定中医证候，给予中医证候编码。

第二步，按照是否进行手术操作进行 ADRG 分组，分为外科手术和内科/非手术组。例如，中医肛肠科学属于中医外科学的分支，因此病案首页的主要诊断和手术操作是 ADRG 分组的关键依据。也就是说凡接受手术室手术或操作的病例分入相关手术、操作组，其他的按主要诊断分入相关内科病例组。

第三步，结合影响临床过程的其他因素分入不同的 DRG 细分组。例如，有无并发症、合并症及其严重程度等，特别要考虑部分中医病种的轻重与证型密切相关，会影响临床诊治过程，可按证型不同确定病例进入的 DRG 细分组。

3. 明确中医 DRG 付费标准

一是合理确定总额预算基金。南京市 DRG 付费总额预算按照"以收定支、收支平衡、略有结余"的原则，依据前三年医保基金平均年度决算总额和平均增长率确定当年预算总额，由医保、财政、卫生健康等部门考虑参保人数增减、物价指数、药品耗材集采降价幅度、老年参保人数变化、住院人数增减等相关因素核定基金支出增长率，在此基础上合理确定基金支出总额。

二是采用点数法进行基金分配。DRG 点数法是参照各疾病诊断相关分组权重标准，运用工分制原理，建立不同疾病组医疗费用与权重之间的相对比价关系，换算出每个 DRG 细分组的点数，并以病组点数来分配区域内医保基金的付费方式。在确定 DRG 细分组后，根据各个 DRG 病组次均费用水平与全市 DRG 全部病组次均费用水平的相对值确定各个 DRG 病组基准点数。DRG 住院次均费用以近三年历史数据为主要依据，进行年度加权计算。对于列入中医分组方案的中医优势病组，其基准点数低于相应西医病组的，按相应西医病组的基准点数调整执行。

三是设置多维度调整系数。为体现各级医疗机构之间的成本差异，规范医疗机构行为，鼓励重点专科发展和临床创新，在付费政策中设置医院级别系数、学术系数、高新技术运用系数、价值医疗系数等调整系数。医院级别系数主要考虑不同级别医疗机构收费成本及医疗技术存在差异，根据各级别医疗机构治疗疾病的平均成本，综合计算确定各级别系数。学术系数主要是对于院士（国医大师）所在科室、国家医学中心或国家区域医疗中心牵头单位、国家重点专科、江苏省重点专科等特色优势专科，在计算其重点病组结算点数时赋予的系数。高新技术运用系数是对近三年来进入临床应用的高新技术，包括医疗机构的国内或省内首创技术、引进技术等，在计算其所在病组结算点数时赋予的系数。此外，探索建立价值医疗评价机制，对于部分临床疗效确切、医疗价值显著、社会认可度较高的医疗服务项目，在计算其所在病组结算点数时会赋予价值医疗系数。

（三）取得成效

总体来看，2022 年 1—12 月，南京市 98 家符合条件的二级以上定点医疗机构累计医保基金支付率达 108.9%，全市 DRG 付费整体运行平稳有序。一是控费成效初步显现。全市 DRG 参改医疗机构共出院 98.76 万人次，同比上升 1.61%；发生住院费用 140.29 亿元，同比下降 8.8%；统筹（大病救助）基金达 87.93 亿元，同比下降 9.85%；住院次均费用为 14 203.67 元，同比下降 10.24%。医疗费用不合理增长以及过度医疗趋势实现逆转。二是参保患者的负担明显下降。参保患者次均住院个人负担同比下降 486.11 元（占 10.24%）；平均住院日为 7.12 天，同比下降 11.34%。参保患者的住院时间和费用成本明显降低。三是中医病组实现结余。全市中医病组按相应的西医病组基准点数就高结算后，结算点数上涨 20.01%，医保结算率达 119.90%，中医 DRG 病组实现结余 1 242.4 万元。如按原来的标准结算，中医 DRG 病组将超支 502.7 万元。中医优势病组精准倾斜政策初见成效。四是"三医"协同治理格局基本形成。参改医院 2022 年 1—12 月的医保预结算率达 108.9%，结余留用 7.85 亿元，DRG 病案匹配率和入组率均达到 99.9% 以上，医院规范诊疗行为、使用集采产品的内生动力持续增强。同时，医药企业密切配合，积极参与集采降价，提供质优价廉的产品组合，为 DRG 费用控制腾出空间，

"三医"协同治理成为各方共识,改革红利惠及更多群众。

在中医病组实际付费方面,2022年1—12月,全市先后有12家中医医疗机构实施中医分组,共发生中医优势病种住院病例10 511个,入组29个中医病组,结算点数为83.06万点,基金结余达1 244.69万元,医保基金支付率达119.90%。总体来看,南京市中医分组付费运行呈现出"四提升一显现"的特点。一是医疗机构参与度稳步提升。填报TCD编码的中医医疗机构数量,从4家逐步上升至12家,占参改中医医疗机构总数的92.3%。二是入组病例数稳步提升。月度入中医病组的病例数从649个,逐步增长至838个,增幅达29.12%。三是结算点数稳步提升。月度结算点数从4.8万点增长至6.57万点,增幅达36.88%。四是基金结余稳步提升。月度结余从7.1万元增长至102.91万元,增幅达1 349.44%。五是精准扶持效果初步显现。对比无中医分组方案,南京市医保基金已对4个中医优势病种实现精准政策倾斜,金额达1 745.1万元。

四、合肥市第一人民医院 DRG 支付方式下医院管理模式创新

(一)基本情况

自2019年5月获批为DRG付费国家试点城市以来,合肥市按照"先易后难、分步实施"的工作思路,积极开展试点工作。合肥市第一人民医院作为一所集医疗、教学、科研、保健、预防、康复、急救、健康检查、临终关怀于一体的大型三级甲等综合性医院,积极响应DRG改革政策,与国新健康合作开展DRG付费管理,是合肥市首批开展医保住院DRG付费的试点医疗机构,并于2021年1月开始实际付费。

(二)主要做法

1. 落实医院 DRG 运行管理

建立以保证质量、控制成本、规范诊疗、提高医务人员积极性为核心的DRG管理体系,发挥医保支付的激励约束作用,提高医保精细化管

理水平和医保基金使用效率；完善医院质量与安全管控网络及制度体系和评价体系，开展医院质量与安全管理相关评价和考核。

2. 优化收治病种结构

以 DRG 指标为参数，开展"院－科－组"三级综合效益评价及专病分析。调整病种和手术结构，引导收治疑难病症，鼓励开展复杂手术，促进分级诊疗，提高医疗技术水平。对于具备调整病种结构的科室和专业，以疑难手术和危急重症为重点；对于不具备调整病种结构的科室和专业，控制成本，减少支出，增加收治患者的数量。此外，支持新技术的使用，追踪评价，医院给予适当政策倾斜，加大设备设施投入力度，扶持重点学科和重点项目，激励技术创新，积极了解新技术使用情况及问题，总结经验，协调推进工作。

3. 开展病组成本管控

通过医院间、病组间的横向和纵向比较，精准分析病组成本定价区间和成本结构变化，引导医院在控制成本的前提下，做好病种收治结构的调整。精准定位亏损病组，精准管控成本。深挖亏损原因，细分亏损类型。通过多角度、多对象的成本核算，将成本分析从医院的宏观运营分析细化到对一个疾病组的成本研究，建立对科室、项目以及诊疗环节的费用约束机制，将成本控制点逐级分解。由单纯的控制费用向合理配置资源转变。DRG 费用结构的调整方向就是合理降低药品、耗材、医技等成本性收费，适当提升医疗、护理等无成本收费。

4. 强化质量和效率管控

针对医疗质量，医院开展合理定标、定期对标，每月对医疗质量指标进行内部公示。同时，针对未达标、超标情况进行分层约谈，深挖问题原因，提出整改意见。将 DRG 融入绩效考核，考核结果影响科室和个人的职称晋升、评优评先等。

5. 定期开展运营分析

运用波士顿矩阵分析病组，对重点亏损科室和重点亏损病组进行重点点评分析。定时组织病组多学科诊疗（MDT）点评分析会议，对异常倍率病例进行全院点评，对重点科室进行专项点评，包括运行通报、病案点评、药品点评、医保政策宣传、医用耗材使用分析、超支根源性分析等，帮助临床科室分析主要诊断、手术选择正确性、DRG入组准确性、药品使用合理性、高值耗材使用必要性、检验检查合规性。

（三）取得成效

合肥市第一人民医院DRG管理达到降成本、准病案、控费用、提效率、调结构五大目标。减少药品、耗材的使用，降低平均住院日指标，努力实现费用消耗指数和时间消耗指数下降，同时保证参保患者的总体负担不增加，病案首页填写错误率逐步降低，次均费用同比降幅明显。此外，医院案例《建立标准"药径"优化运营效率——用药医嘱表单设计助力DRG管理》，获得了海峡两岸医药卫生交流协会医院药学专业委员会主办的2023年学术交流年会现场优秀报告奖。

1. 医疗服务能力有所提升

2021—2023年，医院收治病人的主要诊断大类除人类免疫缺陷病毒（HIV）感染疾病及相关操作外，其他MDC均有分布。2022年DRG覆盖率达87.52%，较2021年提升了2.24个百分点；CMI由2021年的1.028 6提升至2022年的1.109 5，增幅7.87%。2023年分组方案调整幅度较大，病组权重下调，导致服务能力指标有所下降，但同比DRG总权重提高了22.11%。2023年医院出院人次增幅达34.52%，三级手术例数增幅达38.33%，四级手术例数增幅达29.99%，三级手术占比增幅为2.97个百分点，四级手术占比增幅为0.17个百分点，进一步体现了医院功能定位。

2. 医疗服务效率有所提高

2023年次均费用为9 402元，与上一年相比下降15.29%。平均住院日从2021年的9.42天下降到2023年的8.10天。平均药品费从2021年的3 468元下降到2023年的2 227元；材料费从2021年的2 488元下降到2023年的1 743元。

3. 病案首页填写错误率逐步降低

2023年病案首页填写完整率达100%，比2022年提高2个百分点；规范率达95.23%，比2022年提升2.67%。根据国家公立医院绩效考核以及高质量发展的要求，重点关注国家医疗质量安全改进目标中主要诊断及编码填写的准确率，对标 DRG 入组逻辑，持续改进病案首页填写质量。

五、涡阳县中医院医共体模式下的 DIP 运营管理服务

（一）基本情况

涡阳县中医院始建于 1958 年，是一所集医疗、教研、预防、保健为一体的综合性三级中医医院，现有临床科室/病区 36 个，形成了多个特色鲜明、疗效显著的专病专科。涡阳县中医院创建了全国农村基层中医特色优势重点专科 1 个（肝病科）、省级中医特色专科 3 个（肛肠科、肾病科、内分泌科）、市级重点专科 9 个。2017 年 2 月涡阳县中医院牵头成立医共体，现有 11 家卫生院（社区卫生服务中心）、155 个村室（卫生服务站），辖区内户籍人口数约 64.8 万人，城乡居民医保参保人数约 53.9 万人。2018 年 12 月涡阳县中医院被安徽中医药大学第一附属医院托管，成为安徽中医药大学第一附属医院涡阳分院，医院发展步入新的历史阶段。同时，涡阳县中医院紧抓长三角一体化发展机遇，与省内外知名医院建立合作关系，目前共签订专科联盟 36 个，逐步构建了"慢病[①]先行、双向转诊、上下联动、三级共管"的分级诊疗体系。

2022 年自亳州市启动 DIP 付费方式改革以来，涡阳县中医院从开展模拟付费到 2023 年 7 月正式付费，由国新健康提供了全方位的解决方案。经过近两年的支付方式改革实践，涡阳县中医院在国新健康的协助下，围绕亳州市 DIP 付费政策，聚焦医保结算清单填报要求，紧盯质控、狠抓清单质量，在院内建立 DIP 预警监测机制，通过月度大数据分析，推动公立医院核心业务与运营管理工作深度融合，提高资源配置效率，将运营管理转化为价值创造。

[①] 编者注：慢性病和慢病是同一个意思。在医学上，慢性病的全称是慢性非传染性疾病，不是特指某种疾病，而是对一类起病隐匿、病程长、病因复杂且病情迁延不愈的疾病的概括性总称。为了用词统一，本书将"慢病"统一称为"慢性病"。

（二）主要做法

涡阳县中医院及其医共体 DIP 相关信息化建设项目包括结算清单质控、DIP 分组智能检测预警、医院智能管理。

1. 结算清单质控

医保结算清单是对整个住院病案最重要信息的浓缩，其质量直接影响入组规则与分值。为全面提升医保结算清单填报的科学性、准确性，依托对国家医保结算清单填报规范的总结与亳州市本地 DIP 付费政策的理解，利用信息化手段，建立全流程的从数据获取到清单质控与结果反馈的智能系统，在数据完整性、数据有效性以及临床合理性、医保合规性等方面开展多层次筛查，并通过下到科室开展培训、督导检查、日常抽查辅导等服务，不断优化工作流程，提升院内及医共体内医保结算清单数据质量。

2. DIP 分组智能检测预警

通过分析院内病例的费用结构，结合诊疗情况，按资源消耗情况提供实时动态分组与相关监测预警服务，建立线性回归模型，并进行数据可视化，直观有效地展示"病例费用消耗值比"，更好地指导医院对病例入组进行精细化管理、分析分组结果的相关标杆值信息，为医院提供 DIP 分组智能检测预警服务。

3. 医院智能管理

为医院提供总体汇总分析、统筹地区分析、科室数据分析、责任医生数据分析、费用异常病例分析、费用极端异常病例分析、病种分析等服务，并通过模拟基金分配，预估月度及年度累计结算差异，实时预警，有效地为医院对于科室、责任医生的整体定位分析提供有力支撑，直观地为牵头医院分析其下辖医共体医院的收支变动情况提供依据，进一步推动医院整体医保管理水平的提升。

（三）取得成效

DIP 付费方式改革工作的深入，推动了医院注重内涵式发展，在提升医院诊疗水平的同时，也提升了医保基金的使用效能，探索了 DIP 付费方式下医共体管理的新模式。

1. 医保结算清单数据进一步规范

医保结算清单系统为医院及医共体内的清单填报的规范性、准确性、完整性提供有力支撑，为临床填报及编码员审核提供合理性校验，在提升工作效率的同时也全面提升了医院的清单质量。2023年，清单填报完整率达100%，质控通过率为98%，与实施DIP管理前相比有显著提升。

2. 医院精细化运营管理水平持续提升

利用DIP的相关监测指标，结合公立医院考核指南与医院的实际现状，建立院内与医共体医院的双向绩效考核指标，转变成本意识，对成本概念的认识由原来的水电费、三公经费运营成本、人力成本等，转变为病种成本，注重对药品占比、耗材占比、试剂占比、平均住院日、资源消耗等指标的监测考核。2023年，医共体医院就诊数量达1.2万人次，较实施DIP改革前增长3.76%；医院次均费用为5 486元，较实施DIP改革前下降13%；药品占比较实施DIP改革前下降2.68%，诊疗占比较实施DIP改革前上升3.76%；平均住院日为8.45天，较实施DIP改革前减少1.03天。推动临床科室更加精细化管理药品、耗材、医疗诊疗服务，逐步实现将运营管理转化为价值创造，引导科室转型，引导临床调整费用结构和病种结构，推动品牌学科和优势专科输出，更好地落实分级诊疗。

六、山东省东营市DIP付费服务

（一）基本情况

作为在山东省内最早、在全国范围内较早探索实行DIP付费的医保支付方式的城市，东营市自2015年起实行DIP付费工作做法，先后得到上级医保部门与专家的肯定和认可。在由传统病种分值向DIP升级转变时，东营市具有医院认可程度高、病案数据质量好、医保配套政策全等多方面有利条件。东营市自获批为DIP付费国家试点城市以来，取得了较为显著的成绩。2021年4月9日，作为全国首批申请开展实际付费的

6个DIP试点城市之一，东营市参加了全国DIP实际付费申请专家评审会，并得到与会专家一致好评；5月14日，东营市通过首都医科大学国家医疗保障研究院专家评估；6月下旬，东营市以"优秀"的成绩通过国家医保局首轮DIP交叉评估验收；8月1日，东营市正式启动DIP实际付费，目前运行情况良好。

（二）主要做法

在DIP工作推进中，东营市积极探索"四四三"模式，努力实现控成本、降费用、保质量、提效率的工作目标。一是"四强化"筑牢支付方式根基，即强化系统建设，强化数据分析，强化实施路径，强化技术支撑。二是"四结合"拓宽支付方式应用场景，即注重与"三医"联动相结合，注重与国家医保基金监管信用体系建设相结合，注重与公平医疗相结合，注重与智能监控相结合。三是"三受益"保障支付方式平稳运行，即精准付费使基金使用更加高效，激发活力使医疗技术水平得到提高，提质降费使参保人员享受实惠。

在具体工作层面，努力实现三个创新。一是创新性地推行"DIP基金预拨付与医保信用评定等级挂钩"机制。结合东营市医保基金监管信用体系国家试点建设，将医保基金预拨付比例与医疗机构信用等级有机结合，信用等级越高则基金预拨付比例越高，医疗机构的工作积极性也就越高。同时，积极探索在DIP工作推进中，将医疗机构的医疗行为应用于医疗机构的信用等级评定中。上述机制的建立，将DIP和医保基金监管信用体系建设两大国家试点进行了有效衔接，在全国范围内也属首创。二是创新性地探索辅助目录制度。按照《国家医疗保障按病种分值付费（DIP）技术规范》和《DIP病种目录库（1.0版）》的设计思路，率先探索实施辅助目录制度。主要做法是根据患者所患疾病的严重程度，并重点考虑住院天数、出院状态、并发症及合并症、放化疗等关键指标因素，形成辅助目录，助推医疗机构的医疗技术水平提升。目前，东营市有486个病种启用了辅助目录，实现病种付费微观校调。三是创新性地实行"职工待遇系数"政策。鉴于参保人群中居民人数占比明显高于职工，且居民住院费用显著低于职工住院费用的客观情况，设置职工待遇系数，体现职工与居民的现实医保待遇差异性。该系数的设置有利于引导参保居民和职工住院费用趋同，最终实现职工医保与城乡居民医保同病同分。

（三）取得成效

东营市实施DIP付费改革后，2022年城乡居民医保基金近十年来首次实现收支结余，当年基金结余3 798.24万元，结余率为3.22%；医疗机构总体结付率达101.41%，较上年提高6.08个百分点；患者住院总费用增幅相较改革前下降6.91%，平均住院日减少0.5天。改革工作取得了阶段性成效。具体来看，一是医保治理更高效。东营市有效改革医保管理机制，注重建立多方评议机制，统筹兼顾药品及医用耗材集采、支持中医发展等政策，医保基金收支压力明显降低。DIP付费实施首年，通过有效控费节省城乡居民医保基金支出4 000万元以上，次年实现城乡居民医保基金收支结余，而基金检查违规问题数量和涉及金额明显下降，主观故意的违规问题非常少见，医保基金使用效率明显提高。二是医院管理更精细。DIP付费改革有效地激发医疗机构提升医疗质量的"内在动力"，促使其更加主动地关注运行成本管控，部分医疗机构增设医疗成本管控系统，进一步做实"控费主角角色"。其中，东营市人民医院2022年三级和四级手术达16 715台次，同比增长3.6%，而其医疗费用不升反降，住院患者次均费用为10 735.91元，同比下降2.15%。医院在综合内控措施下获得的医保结余资金增加，总体结付率明显提升。三是群众就医更满意。在DIP付费体系下，医保基金的高效运行和医院的高质量发展也使人民群众得享实惠。2021年全市住院总费用年增幅仅为2.0%，显著低于2020年8.4%的同比增幅，2022年住院总费用年增幅进一步降至1.49%；2021年职工医保报销比例提高1.2%，城乡居民医保报销比例提高0.68%；2022年自费费用占比由上年的9.11%下降至8.88%，平均住院床日由上年的7.22天下降至6.66天，极大地提高了参保人员的就医满意度和获得感。

第二节 医保基金综合监管服务

医保基金是人民群众的"看病钱""救命钱""保命钱",党中央、国务院高度重视医保基金安全,要求必须始终把维护基金安全作为首要任务。为提升医保基金监管工作效率、创新工作方式,国家医保局于2019年启动医保基金监管"两试点一示范"工作,开展智能监控示范点、信用体系试点和监管方式创新试点建设,鼓励引入第三方力量参与基金监管工作。2020年2月,《中共中央 国务院关于深化医疗保障制度改革的意见》明确提出,健全严密有力的基金监管机制,实施大数据实时动态智能监控,建立健全医疗保障信用管理体系。随后,《国务院办公厅关于推进医疗保障基金监管制度体系改革的指导意见》(国办发〔2020〕20号)提出,全面建立智能监控制度和信用管理制度,建立和完善医保智能监控系统,加强大数据应用,不断完善药品、诊疗项目和医疗服务设施等基础信息标准库和临床指南等医学知识库,完善智能监控规则,提升智能监控功能。

国新健康顺应国家医保基金安全监管工作要求,于2010年率先在杭州市成功研发应用医保基金智能审核平台,并从2012年起陆续在200余个地区推广落地。国新健康以长期积累形成的医保基金智能审核和监控知识库、规则库为支撑,通过建立大数据实时动态智能监控体系,实现对医保基金使用全环节、全流程、全场景监控,并能有效适应"互联网+医疗"等新服务模式的发展需要,实现线上、线下一体化监控,为保证医保基金合规使用发挥了积极作用。同时,国新健康探索建立了全链条信用管理,引入大数据征信理念和评价工具,建立了以信用监管制度为指引、以信用信息归集为基础、以医保监管应用为保障、以信用评价指标与模型为手段的医保信用监管体系,在温州市、湖北省、江西省、汕尾市等地落地,营造对医保相关信用主体具有有效约束力的监管环境,夯实医保监管长效机制。

一、浙江省温州市医保信用体系建设服务

（一）基本情况

温州市是我国第一批改革开放的城市，也是市场经济创新活跃的城市，同时还是全国最早启动"诚信管理体系"建设的城市。2017年年底，温州市成为全国首批12个社会信用体系建设示范城市之一；2018年，温州市被列为全国首批30家守信激励创新试点城市之一，并在中国城市信用建设高峰论坛上作为唯一发言代表介绍"温州经验"。得益于这一扎实基础，温州市医保基金监管信用体系建设试点得以在全市社会信用体系的大背景下迅速展开，有力推进，示范引领，成为社会信用体系中的突出亮点。近年来温州市医保事业发展迅速，2019年全市参保总人数达795.72万人；定点医疗机构590家，其中省级医院4家；定点零售药店694家；医保医师8 401人；全年医保基金收入174.56亿元，医保基金支出135.89亿元。

（二）主要做法

1. 搭建"四梁八柱"，夯实试点建设支撑保障

一是高起点建立制度体系。温州市政府办公厅印发《温州国家医保基金监管信用体系建设试点实施方案》，受浙江省医保局委托起草《浙江省医疗保障信用管理办法》，分9类主体制定信用信息归集目录等配套制度文件。二是常态化开展宣传培训。通过集中宣传月、温州市"8·8诚信日"，利用各类传统媒体、新媒体等载体，广泛宣传医保信用政策，累计召开政策业务培训80余场，"云培训"30万余人，发放宣传手册8万余份。浙江电视台也对温州市试点工作进行了专题报道。三是行业化纳入社会信用管理体系。温州市发展改革委将医保信用纳入"信用温州"建设，将医保信用分纳入温州市个人诚信分（瓯江分）指标体系，人力资源和社会保障部门、卫生健康部门等将医保信用分纳入日常管理，实现医保信用在各领域、各场景广泛应用。四是协同化建立信息

共享机制。通过政务大数据共享平台，累计采集发展改革部门、卫生健康部门的信用数据385万条，定期输出评价结果，实现与发展改革部门、市场监管部门等的业务协同。

2. 找准试点重心，推进全领域分级监管

一是建立9类主体指标体系。根据"信用相关、正负兼有、客观公正、动态评价"原则，兼顾评价可靠性与采集便捷性，建立9类主体指标体系，实现医疗保障全领域信用管理。二是实施分级分类动态监管。以季度为周期开展信用评价，根据优秀、良好、中等、较差、差5档信用等级，实施分级分类监管。构建行业内分级管理机制，对信用等级低的，加大审核力度与检查频次；对信用优良的，给予特殊药品、谈判药品销售资质等激励措施；加快守信机构基金结算速度，并全面开展信用等级挂牌公示。在此基础上，构建多部门联合奖惩机制，与卫生健康部门联合将医师评价结果纳入职称晋升考评体系，与市场监管部门联合将"双随机一公开"监管与评价结果挂钩等。同时，构建实时动态预警机制，实时采集重大违规行为数据，即时将相关主体评为失信。三是强化行业协会自律建设。充分发挥行业协会的自律作用，率先成立全国首个医保护师协会、全省首个医保医师协会与医保药师协会，引导其协助开展信用承诺、培训核查。

（三）取得成效

按照信息采集、信用评价、异议申诉与反馈、结果应用、信用修复等全链条管理要求，温州市共完成6轮正式信用评价并落地应用，累计覆盖医师17 196人次、药店1 166家次、医疗机构184家次，受理异议申诉60条，采纳44条，信用修复2例，取得了良好的成效。

1. 奖惩应用更加多元

一是实现护师创新监管。累计处理护师违规行为48项、1 680人次，有效填补监管领域空白。二是实现药师分类奖惩。强制信用较差的药师参加政策学习与考核，适当降低416名信用优良药师的处方抽检频次与比例，并会同文旅部门给予130名信用优秀的药师景区门票优惠的激励。

三是实现"医保+金融"扶持。与中国建设银行等7家银行合作开发"药店信用贷"产品，累计授信药店125家，授信额度达5亿元。

2. 医药服务更加规范

一是开展医师精准监管。将医师评价结果融入日常监管和考核，实现医疗费用差别化抽审超过300万条，审核剔除率环比上升1.3%，新增大病、特病用药责任医师101人。二是实现药店分级监管。根据评价结果，提前结算304家守信药店的医保费用，金额达1.85亿元，并对信用中等及以下的药店开展专项稽查，查实问题并暂停19家药店的医保结算（资质）。三是实现医疗机构定向激励。针对大型守信医疗机构采取基金预拨付激励措施，共计预拨付9 586万元。

3. 基金使用更加合理

一是基金总支出有所下降。2020年，全市基金总支出达123.79亿元，同比下降3.30%。二是门诊次均费用有所下降。2020年，全市普通门诊次均费用为143.96元，增速较2019年同期下降1.89个百分点。三是基金月度支出逐步下降。自2020年11月该项目落地以来，全市基金月度支出呈现出较为明显的下降趋势。

二、浙江省杭州市医保智能审核服务

（一）基本情况

截至2020年，杭州市共有参保人员1 078.06万人、定点医疗机构和定点零售药店（简称两定机构）7 508家，参保人员门诊待遇采取通道式、不封顶的支付方式，监管难度很大。杭州市虽然从2010年开始实施总额预算管理的结算办法，但项目付费审核一直被作为每月预拨费用前的日常管理工作，是基金监管的最后一道防线。原抽样审核、放大剔除的审核方式虽然提高了工作效率，但也存在一些弊端，如存在医务人员抱有侥幸心理、对被扣款的医务人员处罚不公等问题。

从2011年5月开始，杭州市医疗保险管理服务局（现已更名为杭州市医疗保障管理服务中心，简称杭州市医保中心）一直在探索通过计算机辅助审核来提高工作效率，但收效不大。而后，于2012年3月与国新健康合作开发医保智能审核系统（见图3-11），采用外挂"数据过滤器"的系统模式，对定点医疗机构上传的全部医疗费用单据和明细项目数据进行比对、筛选。通过对报销规则的应用，极快地排查出不符合医保支付规定或需人工进一步核查的费用明细；通过对临床规则的应用，协助排查日常诊疗和用药的合理性选用问题。杭州市医保智能审核系统于2012年10月试运行，2013年2月正式上线。2022年2月浙江省医疗保障信息平台启用后，全省规则库建设亦吸收了原杭州市医保智能审核系统的部分规则逻辑和知识。

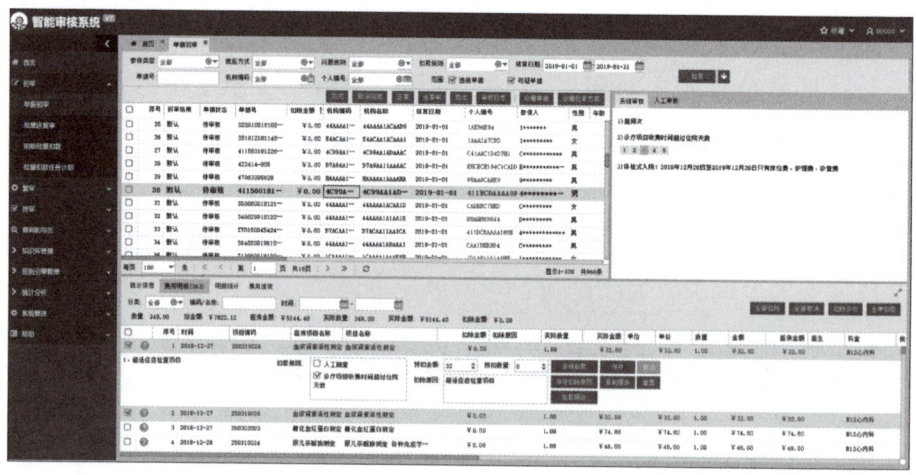

图3-11 智能审核系统界面

（二）主要做法

1. 科学制定智能监管规则

杭州市医保中心正式上线的审核规则共分为37个大类，其中违规规则涉及38个细则，可疑规则涉及47个细则。其中，既包含针对两定机构上传基础信息的就诊信息数据异常、费用明细数据异常的规则；也包含针对费用结算异常、住院天数异常、分解住院、单据重复数据异常的规则；还包含针对医疗服务项目和药品"限定支付""项目内涵""备注""除外内容""计价单位"的规则,以及限儿童、限定医院类型级别报销、违反限定适应证(条件)项目、违反项目匹配、超限定疗程、医用材料与治疗项目不符、重复收费、超限定价格、超限定数量等的规则。这37大类规则中有4类是国新健康根据国家法律、法规、药典、文献、药品说明书、官方数据、医学权威刊物制定的临床规则,拓展了审核的深度、广度和精细度。

2. 推动规则本地化应用

审核规则主要是为了发现审核中的疑点及存在的问题,最终医保需要对此类问题进行相应的处理,国新健康医保智能审核系统除了能监控所有疑点之外,还能将审核出的疑点与人工审核相结合,利用系统自学功能,对部分审核结果正确、结果类型为违规的规则加入"批量扣款任务计划",实现对整个规则的问题费用进行预扣款,对同类的问题费用处理可通过"单据批量扣款""单据批量还款"功能实现批量操作,极大地提高了工作效率;每一笔操作都记入系统日志,充分体现了阳光医保的智能监管要求。此外,为保证审核结果更为公平合理,杭州市医保中心与两定机构的沟通也是必不可少的,它们需要一个沟通的渠道。智能审核系统还包括一个反馈子系统,以保证信息能够安全送达指定的医疗机构。系统采用了授权机制,即在杭州市医保中心审核完成并生成审核意见后,向特定的医疗机构授权查看自身的审核信息,定点医疗机构可以对信息进行有效的确认反馈。

(三)取得成效

国新健康于2012年3月开始建设杭州市医保智能审核系统,现已全面建设完成,实现了对医疗费用的第三方全面审核。特别是在医疗机构诊间服务中增加了"事前提醒"和"事中控制",使杭州市成为全国首个实现医保基金"事前、事中、事后"逐单智能审核、全程监管的医保基金统筹区。杭州市2020年度医保基金支出规模约为400亿元,单据总数量达17 600万张,智能审核可疑单据数量达1 490万张,实际扣款金额达1.4亿元。

三、江苏省徐州市医保 DRG 大数据监管服务

（一）基本情况

徐州市医保局积极贯彻落实国务院及国家医保局相关政策文件要求，在推动 DRG/DIP 支付方式改革三年行动计划的同时，引入大数据、人工智能等新技术，打造符合徐州实际、具有徐州特色的基金监管体系，有效遏制违规行为，达到规范医疗服务行为、保证医疗服务质量、促进基金高效运行的目的。

由于医疗机构的趋利性，在逐渐理解、熟悉 DRG 付费原理与特点后，部分医院、医师在利益驱动下，可能会出现编码高套、编码低套、分解住院、治疗不足、推诿病人等违规行为。为了高质量推进徐州市 DRG 付费工作，规范医疗机构诊疗行为，防范化解医保基金运行风险，在 2020 年开展 DRG 点数法付费试点的同时，徐州市医保局坚持以人民健康为中心，未雨绸缪，积极谋划，加快推进徐州市医保基金监管制度体系改革，构建 DRG 点数法付费全流程安全防控机制，建设 DRG 大数据监管平台，并于 2022 年 4 月正式上线运行。

（二）主要做法

1. 明确监管思路

结合徐州市实际情况，明确 DRG 监管路径，围绕"三同时、两结合、一支撑"的思路开展 DRG 监管工作。"三同时"，即按照"同时启动、同时推进、同时落地"的原则，同步谋划实际付费和审核检查工作，避免由于核查工作不到位引发破窗效应。"两结合"，即将点的监管和面的监管相结合，将智能监管和人工审核相结合。"一支撑"，即以智能监管系统、大数据信息为支撑，实现医保"互联网+监管"，提升基金核查效能。

2. 制定监管政策

通过制定 DRG 点数法付费配套的基金监管政策，贯彻落实国家、江

苏省关于基金监管的各项工作要求，结合徐州市实际情况，按照"点面结合、立体防控"的思路，以智能监管和大数据分析为基础，以人工审核为依据，采取医保智能审核与人工审核相结合的方式，分步实施，积极稳妥做好DRG点数法付费监管工作。将DRG点数法付费方式监管与其他智能监管体系融合、促进，打造符合徐州实际、具有徐州特色的基金监管体系。建立多方参与机制，成立DRG审核专家库，邀请专家参与监管检查；拟定争议协商处理机制，遵循"公平公开、客观公正、合理合规、及时处理"的原则，召开专家论证会。

3. 落实监管方式

采取"两结合"方式进行监管，即采取医保智能审核与人工审核相结合，以及点的监管与面的监管相结合。

点的监管是指设置35类规则，按照"合规性规则""反套高规则""反套低规则"3个维度进行分类，通过谈判、试运行等方式，在每个大类内分别梳理若干条刚性规则，逐条明确规则内涵，列入智能监控范围，触发即按程序处理。

面的监管是指设置28个监测指标，按照"费用发生情况""医疗服务质量""入组情况""病组病例异常变化"4个维度，运用大数据分析技术，逐月、逐季度、逐年对于DRG点数法付费的病案、病组、人次、费用等进行综合分析挖掘，对医疗机构的病案质量、医疗服务质量和效率等进行横向和纵向的综合研判，分析比较。经办机构将指标异常，特别是多项异常指标共振的医疗机构列入重点监控名单，组织专家和有关人员实施专项稽核。

（三）取得成效

2021年12月至2022年3月，DRG大数据监管平台进入试运行阶段，先后分四次向市区42家医院下发2021年及2022年1—3月违规疑点数据26 064条。通过不断规范、整改，医疗机构违规率逐月下降，从最初的15%左右降低至4%左右。

全市自2022年4月（各县区自2022年9月）正式运行以来，DRG

大数据监管平台共产生疑点数据 5 663 条，扣罚点数 47.87 万点，扣罚金额 3 903.35 万元，经审核排除部分违规疑点，返还点数 13.97 万点，返还金额 1 112.12 万元，实际扣罚金额 2 791.23 万元。通过智能监控规则，审核确认一些典型的编码高套、缩减服务等违规行为。

徐州市 DRG 大数据监管平台借助云平台架构、人工智能、大数据分析技术，已实现核查方向和问题苗头的精准化寻找，并能够进行数据筛查，可为徐州市 DRG 付费特色化核查提供线上审核和线下引导，为 DRG 付费工作保驾护航。

第三节 数字医保服务的影响

一、统筹区 DRG/DIP 支付方式改革加快落地

2017 年，国务院办公厅发布《国务院办公厅关于进一步深化基本医疗保险支付方式改革的指导意见》（国办发〔2017〕55 号），要求进一步加强医保基金预算管理，全面推行以按病种付费为主的多元复合式医保支付方式。2019 年、2020 年国家医保局相继确定了 DRG 和 DIP 付费国家试点城市名单，要求试点城市按照"顶层设计、模拟测试、实际付费"三步走的思路，完成支付方式改革任务。在推动 DRG/DIP 支付方式改革落地的过程中，各试点城市需要按照国家医保局统一规定的病种分组方案、技术规范、经办管理章程进行改革。实施 DRG 支付方式改革，需要具备一定的基础条件，如病案质量、统一编码和监管能力等，同时还需要开展规范数据采集流程和审核等前期工作。实施 DIP 支付方式改革，需要利用大数据方法精确拟合成本，结合各地经济发展水平、医保筹资能力以及医疗机构的功能与定位，科学测算各应用地区的分值点值，科学确定与之匹配的调节机制，确保医保支付科学合理。由此可见，DRG/DIP 支付方式改革中信息系统的建设和相关技术的支撑既是重点也是难点。

国新健康的支付方式管理综合服务提供医保支付方式改革的信息化支撑体系和服务体系，涵盖了医保支付方式改革的整个流程，协助金华市、合肥市、宿州市等多个试点城市 DRG/DIP 支付方式改革落地实施。2021年，《国家医疗保障局关于印发 DRG/DIP 支付方式改革三年行动计划的通知》出台，要求从 2022 年到 2024 年全面完成 DRG/DIP 付费方式改革任务。在这样的背景下，国新健康加快业务布局，与多地医保局展开合作，为统筹区医保支付方式改革提供技术支撑和相关管理服务。在全国已实施 DRG 支付方式改革的地区中，国新健康已服务了 60 余个地区；在全国推行实施 DIP 支付方式的地区中，国新健康已服务了 40 余个地区，市场占有率均保持领先。与此同时，国新健康率先探索门诊支付方式改革，助力金华市实施 APG 支付方式改革，被浙江省医保局作为试点改革成功经验在全省推广。国新健康的数字医保服务有力地推动了国家 DRG/DIP 支付方式改革行动计划的落地实施，国新健康成为医保支付方式改革中重要的社会力量。

二、医保基金监管效率提升，基金安全性增强

医保基金的安全与有效使用关系着人民群众医疗保障合法权益的实现。但是医保基金的使用主体多、监管难度大，欺诈骗保问题频发。2021 年 1 月，医疗保障领域的首部行政法规《医疗保障基金使用监督管理条例》出台。该条例的出台使得医疗保障基金使用监督管理步入了法治化的轨道，也显示出加强基金监管的重要性、紧迫性。2023 年 9 月，《国家医疗保障局关于进一步深入推进医疗保障基金智能审核和监控工作的通知》（医保发〔2023〕25 号）发布，要求全面建立智能监控制度，推进智能监管系统落地应用。国新健康提供的医保基金监管服务顺应了国家加强医保基金使用监管的需要，并为医保基金智能化监管提供了有效的技术和服务支撑。

国新健康持续推进医保基金审核、监管专业化服务，积极配合国家和地方医保局开展打击欺诈骗保工作，同时积极推进基于 DRG/DIP 支付方式改革下的大数据智能监控业务落地，目前数字医保业务已经覆盖全

国 200 多个地区。从服务于温州市、杭州市和徐州市的情况来看，国新健康的医保基金监管服务取得了较好的成效。一是大大提高了医保基金监管的效率。相比人工审核，智能审核系统能够在短时间内审核上百万条基金支出信息，并快速筛选出可疑信息。二是监管覆盖面广，有助于医保信用体系的建立。智能监管系统能够覆盖药师、药店、医疗机构等多个主体，从而便于建立起基于监管结果的医保信用体系，有效引导服务机构规范行为、加强自律。由此可见，国新健康的数字医保服务对于提升医保基金监管效率、促进医保基金的有效使用具有积极的影响。

三、医保战略性购买作用有效发挥，"三医"协同发展良好

《"十四五"全民医疗保障规划》提出，要发挥医保支付、价格管理、基金监管综合功能，促进医疗保障与医疗服务体系良性互动，使人民群众享有高质量、有效率、能负担的医药服务和更加优质便捷的医疗保障。医保支付是调节医疗服务行为、引导医疗资源配置的重要杠杆。作为强大的第三方支付者，医保基金能够通过战略性购买引导制约医疗服务供给方，从而达到规范医疗服务行为、控制医疗费用不合理增长、参保者获得优质服务的目的。医保领域的数字化、信息化为医保基金的使用赋能增效，从而有益于医保杠杆作用的充分发挥。一方面，基于数字化的医保支付方式综合管理，建立起了对于医疗服务行为的激励约束机制和医疗费用控制机制，因而可以引导医疗服务提供方规范医疗行为、进行积极的自我管理；另一方面，基于大数据、智能化的医保基金监管体系，能够对医保基金支出的多个主体、多个环节进行实时监控和审核，从而引导多方主体规范合理使用医保基金，维护基金安全。由此，医保、医疗、医药能够协同发展，人民群众获得优质医药服务，最终达到人人享有健康的目标。

国新健康的数字医保服务在控制医疗费用不合理增长、规范医疗服务行为等方面产生了积极影响，医保基金的战略性购买作用得以有效发挥。从支付方式综合管理服务地区来看，虽然各地区的具体实施方案不

一，但均取得了不错的成效。一是医疗费用不合理增长得到控制，医保基金使用更有效率。合肥市、南京市、东营市等地同比住院次均医疗费用均有所下降，医保基金支出合理增长。二是医疗机构管理更加精细化，不良医疗服务行为得到规范。多地医疗机构主动规范医疗行为、积极控费，分解住院现象得到有效治理。三是患者自付费用同比下降，患者获得感有所提升。多地数据显示，患者的次均医疗费用、个人负担比例均有所下降。这减轻了患者的疾病医疗负担，表明改革的实惠真正落实到了人民群众。

第四章
国新健康的数字医疗服务

习近平总书记在中央全面深化改革委员会第十四次会议上指出，要高度重视新一代信息技术在医药卫生领域的应用，重塑医药卫生管理和服务模式，优化资源配置、提升服务效率。"十三五"期间，卫生健康领域初步形成以信息化建设为基础、以大数据发展和"互联网+"服务为引领的"一体两翼"发展格局。全民健康信息平台初步建成，不同医疗机构间诊疗信息互通共享；大数据分析和"互联网+医疗健康"显著提升了疫情防控的应急能力；互联网医院、远程医疗、移动支付等多项服务举措大大提升了医疗服务的便捷性和普惠性。《"十四五"全民健康信息化规划》提出，"十四五"期间，要加快全民健康信息化建设，培育行业发展新动能，为实施健康中国战略、积极应对人口老龄化战略、构建优质高效的医疗卫生服务体系提供强力支撑。《"健康中国 2030"规划纲要》亦强调建设健康信息化服务体系，特别是建设医疗质量管理与控制信息化平台，提升医疗服务水平和质量。伴随着公立医院改革和医保支付方式改革持续深化，特别要求医疗机构提升精细化、信息化的管理水平。一方面，推动公立医院高质量发展需要加强智慧医院和医院信息标准化建设，同时，还需要加强外部的监督管理，提升服务的质量和效率。另一方面，DRG/DIP 支付方式改革客观上要求医疗机构协同推进编码管理、信息传输、病案质控、内部运营机制建设四个方面的改革。这就对医疗服务的信息化建设提出了更高的要求。

市场主体的广泛参与为医疗服务的信息化建设注入了新的力量。以国新健康为代表的健康大数据服务企业在大数据处理、信息系统建立、一体化管理方面具有较大的优势，从而能够为医疗服务领域的信息化建设提供技术与服务支撑。本章以国新健康的院内精细化管理服务和卫生健康综合监管服务为例，详细介绍了其服务于各个医疗机构和卫生健康部门数字化建设的经验及取得的成效。

第一节　院内精细化管理服务

随着医药卫生体制改革的深入推进，国家卫生健康部门加大公立医院改革力度，先后在公立医院绩效考核、运营管理、医疗行为规范、医疗质量控制等方面出台了一系列政策举措。2021 年 5 月，国务院办公厅印发《国务院办公厅关于推动公立医院高质量发展的意见》，要求公立医院从规模扩张向提质增效转变、从粗放管理向精细化管理转变、从注重物质要素向更加注重人才技术要素转变，推动公立医院改革迈入高质量发展新阶段。同时，在国家医保支付方式改革政策的不断推进下，强化成本管理和质量管控，提升精细化、信息化管理水平和病案质控能力，提高医疗服务效率与服务效益，实现收益、成本、服务、质量的最优均衡，成为当前医疗机构应对新时期公立医院改革和医保支付方式改革，建立运行新机制，实现可持续发展的首要任务。

国新健康以公立医院高质量发展为核心、以绩效考核为牵引、以价值医疗为导向，探索建立了基于 DRG/DIP/APG 支付方式改革的复合型医疗质量与运营管控体系，以临床业务为源头抓手，在扎实做好病案数据治理基础上，聚焦病组费用测算、成本管控和医院绩效考核评价等关键环节，通过智能审核质控、DRG/DIP/APG 精准支付和"DRG/DIP+"医院运营管理，促进医院质效融合，提升医疗服务价值。目前，国新健康为以南京鼓楼医院、合肥市第二人民医院、浙江省人民医院、宿州市第一人民医院、金华市中心医院为代表的 70 余个城市的 600 多家医疗机构提供服务，助力公立医院高质量发展。

一、浙江省人民医院病案质控管理服务

（一）基本情况

在浙江省本级及杭州市 DRG 支付改革的大背景下，总额预算下的支付模式有可能给医院的营收带来不确定性，为尽快且有效地适应本次改革，医院需要提前做好内部精细化管理。2020 年 8 月，浙江省人民医院与国新健康进行了战略性合作，从临床医生提交病案首页、病案科对首页进行编码时即对病案首页进行有效质控，减少病案首页关键信息的漏填、错填，尽力保证病案首页质量。

（二）解决方案

依托对病案规则的总结、对 DRG/DIP 编码填报问题的整合、对收费项目和编码关系的归纳，以及利用人工智能算法深度挖掘编码填报问题，形成了一套从病案数据抽取、清洗、DRG/DIP 分组、病案校验到结果反馈、修正、审核、上传等涵盖业务全流程、功能完备、技术先进的智能病案质控系统。系统根据各角色的侧重关注内容不同，提供面向临床端、职能科室、管理端内容的有效转换，并结合医院实际使用场景，对从住院到出院、从病案首页编写到提交、从编码到归档的整个过程进行有效参与。为医生提供病案数据诊间提示，从源头提高病案数据质量，提升医院病案质控效率。

在模式创新上，利用智能病案质控系统中的人工智能算法，建立了

病案首页数智化规则引擎库，不仅包含必填项校验及一般逻辑校验的形式质控（如年龄一致性、住院天数一致性、必填项不能为空等）；还将病案首页内容与编码规则、收费项目等关联，扩充建立病案规则校验及收费项目校验的内涵质控（如主诊断与主手术不匹配、有收费无手术、手术重复填写等），重构了病案首页质量、智能、质控新模式。

在管理提效上，全流程AI智能监控评分，无须人工参与。整合病理、医嘱、检查检验、护理文书、费用清单等多文书进行关联质控。同时，对死亡、抢救、输血、专科、转院等重点病历实行专项督查，全面弥补了人工质控的不足。

在流程优化上，智能病案质控系统将质控规则嵌入医生端和病案端，从"源头"治理，采用事前提醒、事中纠错、事后分析方式，在医生填写病案首页时、在病案编码员编码时均有过程提示。通过保存文书质控、患者专科质控、提交归档质控等不同场景管理，将质控流程节点与临床应用深度融合。同时，根据医生和病案编码员的不同角色需要，有针对性地实时、精准给予质控规则提醒，有效解决了"管理不懂临床、临床不参与管理"的院内痛点。

在界面首创上，基于国新健康提供的创新技术服务，浙江省人民医院开创性地将病案首页诊断信息与医保结算清单诊断信息整合开发，首创双编码界面，切实解决了因填报原则不同导致的病案首页和医保结算清单填报差异问题，实现病案首页、医保结算清单同步填报。

（三）主要成效

一是减少医疗机构损失，从源头提高病案首页的质量，避免因填写问题造成基金拨付、绩效考核、医院评级等方面的不必要损失。二是提升病案科室效率，通过精准发现病案问题，免去人工初审时间，并可以在校验系统中提供上传医保部门和卫生健康部门的服务，减少了系统来回切换的烦琐工作，间接减轻了病案编码员的工作量，同时也保证了医保结算清单及病案首页的编码质量。三是强化质控部门管理，通过综合分析病案问题，为质控决策分析提供数据支撑。

医院数据显示，2022年上半年，自动退回待完善病历1 855份，发现待完善质控问题信息3 027条，单项否决问题发生率为0%，已在病历书写阶段全面管控；其他病历缺陷信息从3月的800余条降至300余条，降幅达53.8%。同时，经系统全方位统计分析发现，编码病历数、编码后盈余金额显著提升，编码前后高倍率、低倍率病历数有效降低。2022年，浙江省人民医院病案首页智能管理项目以科技创新类第一名的成绩荣获第六季中国医院管理奖金奖。

二、南京鼓楼医院 DRG 综合管理服务

（一）基本情况

自2022年1月起，南京市医保局正式使用DRG付费，医院亟须转变管理理念和发展模式，保证院内数据的真实性、规范性与准确性，及时适应医保支付方式改革。为帮助医院转型，提升精细化运营管理水平，国新健康于2021年起与南京鼓楼医院开展合作，提供完整解决方案并上线智能化管理系统，从事前、事中、事后3个方面助力。事前期间，加强成本管控，引导医生准确、有效地填写数据，以此支撑信息预估，合理控制医疗费用，降低患者负担。事中期间，对出院数据及时有效地进行数据治理，在上传医保前做好数据质控和信息完善，减少因信息不准确而导致的结算损失；同时，对月中数据进行汇总分析及深度挖掘，对存在不合理超支行为的科室及医师进行干预指导。事后期间，即医保结算后，合理制定绩效分配方案，对提升医院的CMI、降低时间消耗与费用消耗、提升医疗质量做出贡献的人员进行合理的绩效倾斜，结合事前辅助系统建设与事中数据治理及干预指导，综合考量工作量及工作成效，形成决策管理闭环。

（二）解决方案

1. 开展数据治理服务

一是遵循合法合规的要求及规范，综合医保部门和卫生健康部门对病案数据的填写要求，对医院的病案首页提供数据治理服务。二是基于

医院历史数据分析研究，搭建医院数据治理模型，包含完整性模型、规范性模型、病案合规模型等，对医院实际数据进行模型验证，并进一步对模型进行修订，建立起符合医院病案现状且能够快速识别问题、发现问题、挖掘问题的模型知识库。三是根据医院病案数据现有流程体系，结合医保数据上传、公示反馈、医保月度预结算的流程，梳理医院现有环节中存在的数据质控潜在需求和数据治理可提升完善节点。四是在病案编目后与上传医保前的时间内，通过数据治理平台进行数据抽取，经数据治理模型分析及专家评审后，将分析结果反馈至医院进行数据信息修订。五是对医院最终采纳的数据治理意见结果进行收集，详细分析每条数据未被采纳的原因，并快速同步数据治理模型，优化模型筛选及提示结果，改进专家数据评审理念，有效提升服务质量与服务效率，为医院提供更加精准的数据治理意见。DRG精细化管理服务流程如图4-1所示。

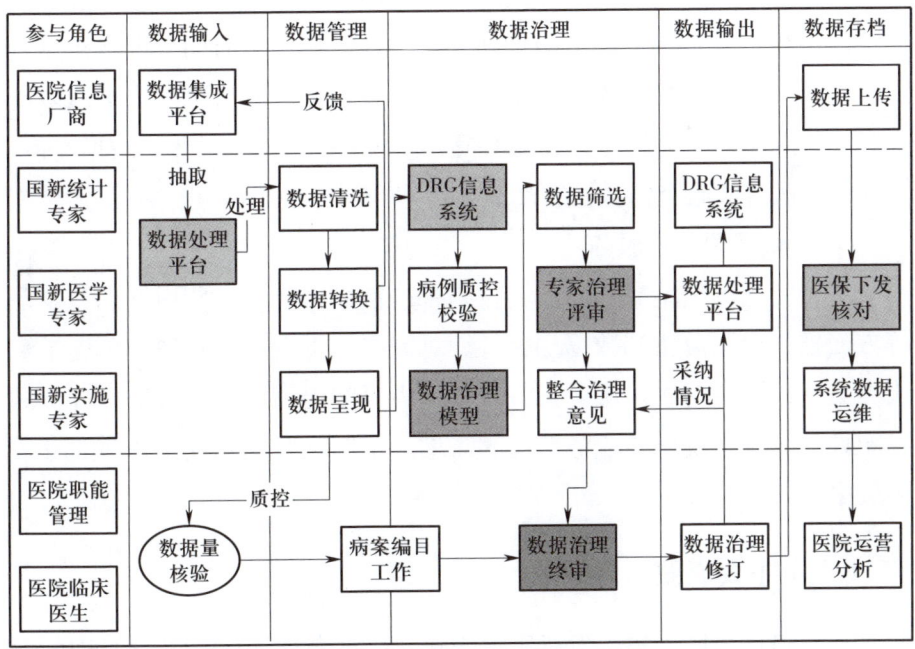

图4-1　DRG精细化管理服务流程图

2. 开展信息化服务

一是构建医保支付政策所要求的诊断编码目录和手术编码目录库，为医院做好信息化服务提供目录支撑。二是构建医保分组对主诊断与主手术的限制目录，有效识别因主诊断填写不契合医保规则导致无法入组或由无效主手术编码（如灰码问题）导致的入内科情况，从源头避免群发性经济损失。三是搭建校验数据处理平台，形成数据抽取规范，对接院内数据集成平台，打通数据传输通道，进行数据串联及验证。四是构建数据清洗规则模型，对病案数据采集进行节点控制，抽取有效病案并对不满足清洗规则的数据进行人工核验，及时反馈到医院数据集成平台。五是构建数据转换规则模型，对抽取的数据进行字典转换及值域处理。六是对医保病案规则总结、DRG 编码填报问题整合、收费项目和编码关系的归纳以及利用人工智能算法深度挖掘编码填写的问题，形成病案校验系统内核引擎。七是搭建病案校验系统，通过信息化的手段辅助医院做初步的数据审查及核对，防止数据完整性和规范性问题导致无法上传的情况出现。八是提供灵活的统计分析功能，在选定时间范围内，通过对全院科室及校验规则等多个维度进行深入钻取，分析医院病案总体情况和趋势变化，为医院针对病案填报中存在的问题提供具体的数据支持，从而助力医院实施有针对性的改善措施。

3. 提供运营分析服务

基于院内分组结果和医保支付结果，从病组管理、费用管理、效率等方面提供全面分析和数据挖掘，针对需要改进的病组管理问题提供解决方案建议。针对医疗服务价格调整，为医院提供服务项目定价分析和影响评估。基于院内各业务部门的需求，定制化开发并提供各项业务报表数据。

（三）主要成效

一是强化协同推进，发挥医保支付方式改革对医院精细化管理的促进作用。推动国家 15 项医保信息业务编码落地使用，规范病案首页填写，提高医保结算清单报送的完整度、合格率、准确性。二是以临床路径规范为基点,对院方住院费用进行分类、定价、支付,不断提高诊疗规范化管理水平。三是建立符合病种特征的分类考核机制,将 CMI、权重(费率)、系数、入组数、三级和四级手术比例、疑难危重病例占比、低风险死亡率等指标纳入 DRG/DIP 考核体系,促进医院学科建设和新技术开展。四是完善"结余留用,合理超支分担"机制,增强医务人员自觉控制成本意识,提高医疗资源利用率。目前,医院的 CMI 由 1.47 上升到 1.72,医院病案质量、医疗服务收入占比等指标均有所升高,平均住院日由 6.68 天下降到 6.08 天,时间消耗指数由 0.86 下降到 0.72,费用消耗指数由 1.03 下降到 0.79,次均住院费用、药耗占比、检查检验占比等均有所降低。

三、合肥市第二人民医院 DRG 运营管理服务

(一)基本情况

合肥市第二人民医院作为安徽省的市级试点医院,于 2021 年 1 月正式实施 DRG 付费。在此背景下,医院亟须转变管理理念和发展模式,在全院建立新型的监控预警机制。为帮助医院转型,提升精细化运营管理水平,国新健康为医院提供了完整的解决方案。依据合肥市 DRG 付费标准规范,推动医院完善编码管理、病案质控;通过对医院历史数据进行挖掘分析并结合政策信息进行数据化、标杆化,聚焦病组费用测算与成本管控,旨在提升医院的运营管理水平;在全院建立新型的监控预警机制,合理制定绩效分配方案,以此遏制医疗费用的不合理增长;利用 DRG 强化精细化管理水平。

(二)解决方案

合肥市第二人民医院 DRG 相关业务的信息化建设项目,包括智能病案校验、DRG 病组费用测算和 DRG 医院智能管理。

1. 智能病案校验

依托对病案规则的总结、DRG 编码填报问题整合、收费项目和编

码关系的归纳以及利用人工智能算法挖掘编码填写的问题，建设一套从病案数据抽取、清洗到病案校验及结果反馈的智能病案校验系统（见图4-2）并提供相关服务。

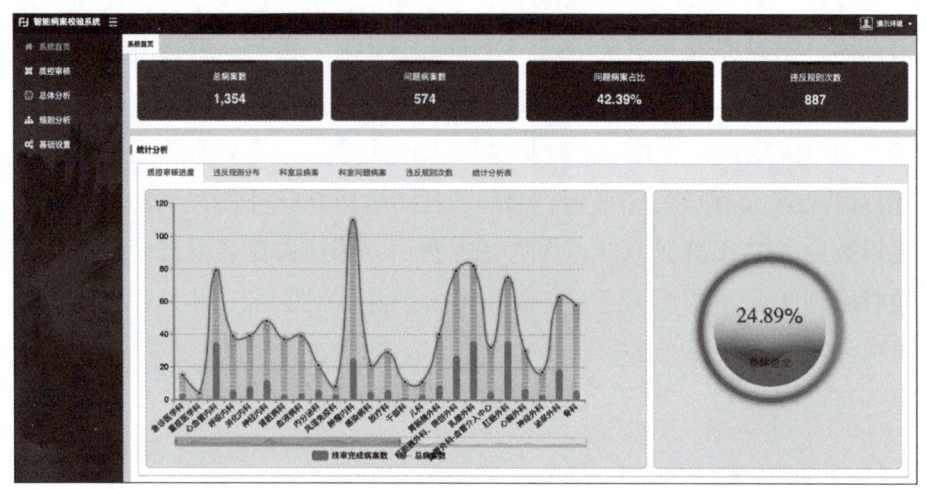

图4-2 智能病案校验系统界面

2. DRG 病组费用测算

根据在院病例的诊疗信息进行分组费用测算，对本地政策信息进行数据化，针对电子病历中住院患者的重点个人信息、诊疗信息等进行展示，提供优化资源配置相关参考和预警信息，及时干预管控不合理费用，有效引导医院形成 DRG 管理及合理控费方案。

3. DRG 医院智能管理

通过系统建设（见图4-3）实现全院全局监控，概括展示出院病例全系统分析，对医院重点问题提供多规则的预警提醒服务。提供科室、主诊组、责任医生的全院、在院、出院病组和病例查询对比分析。提供全院及院内不同层级的 DRG 结算差额评价服务；提供 DRG 结算差异智能提醒及问题分析服务；针对收支变动，分层引导查看，对医院科室、主诊组、责任医生进行定位分析；提供本院 DRG 指标区段和临界值的预警机制服务；提供院内分组效能评估及标杆参考服务。

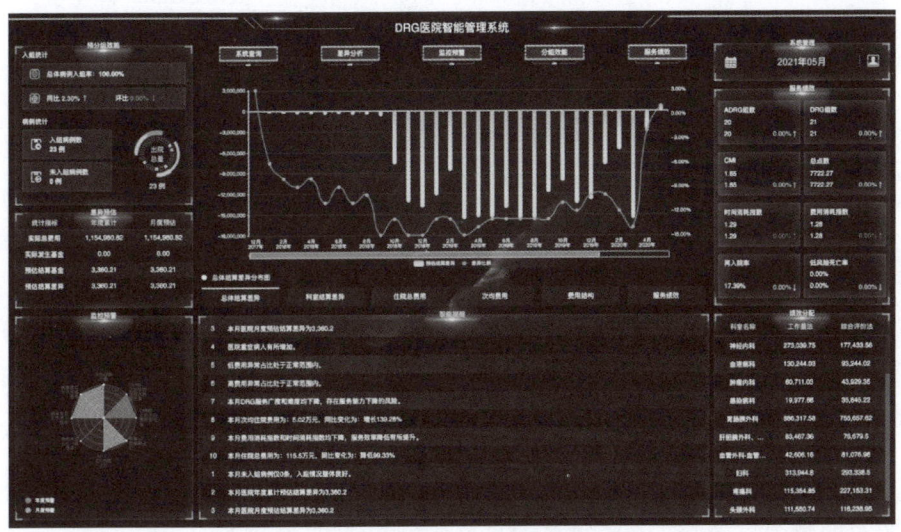

图 4-3 DRG 医院智能管理系统界面

（三）主要成效

DRG 支付方式改革推动了医疗机构内部运营管理机制的根本转变，由原本粗放式、规模扩张式的运营机制逐步转变为精细化、注重内涵式的发展机制。在促进医院精细化管理、高质量发展的同时，提高医保基金使用绩效。

1. 助力医院精细化管理

智能病案校验系统为病案首页的准确、完整填写提供支撑，为临床医师填写病案首页及病案编码员审核病案首页提供合理性校验。DRG 病组费用测算系统用于优化病组费用和资源配置，提升医疗服务技术价值，合理配置和使用各项医疗服务资源。DRG 医院智能管理系统实时、全面、动态分析全院 DRG 病例数据，为医院及科室精细化运营和科学管理提供依据。

2. 助推医院精细化运营

构建 DRG 绩效考核体系，利用 DRG 指标管理，根据国家公立医院绩效考核指标现状，将 DRG 指标如 CMI、相对权重（RW）、四级手术占比等纳入考核体系。制定月度和年度 DRG 绩效考评标准，形成月考核、季督导、年考评机制。利用 DRG 考评进行医院运营日常管理，真正让临床行为与运营制度紧密结合，实现提质增效。

3. 提升病案内涵质量

改进工作流程，保证临床信息系统（CIS）、病案、上传数据的一致性。提高诊断、手术操作信息填写的准确性，确保 DRG 入组的准确性，杜绝高套、低编。强化病案质控，专家审核病案首页填写。完成病案首页专项质控，督促临床医师准确填写病案首页。

4. 调整医院组织结构

利用 DRG 指标分析，优化科室结构。引导医院资源配置，根据结算差异与总权重，进行波士顿矩阵分析，按照学科所处的象限，为院领导提供决策依据。借力 DRG 政策扶持，创新学科发展。依据 DRG 付费方案中关于支持重点学科发展的政策，设立相应的院内扶持、激励机制，助力创新学科发展。

四、宿州市第一人民医院 DIP 运营管理服务

（一）基本情况

宿州市第一人民医院作为 DIP 改革试点医院，是宿州市 DIP 支付改革工作的骨干力量，多次承接宿州市医保局 DIP 培训、调研工作，在病案质控、数据质量等方面处于区域前列。自 2021 年起，通过与国新健康的合作，宿州市第一人民医院率先拉开宿州区域 DIP 医疗机构支付改革的序幕。依托国新健康的专业团队支撑，构建适用于 DIP 付费改革政策条件下实现医院收益、成本、服务、质量最优均衡的信息化支持系统。在事前、事中、事后三个阶段与 DIP 付费相结合，对医院运行情况进行多维度综合分析，为医院管理者提供决策支持，提升医院在 DIP 付费改革中的自主管理水平。

（二）解决方案

1. DIP 医院智能管理服务

通过搭建 DIP 医院智能管理系统，实现 DIP 院内管理和费用结构监控。同时，在医院原有绩效管理模式基础上，提供基于 DIP 考核的绩

效管理及评价,不断提升在DIP付费改革中医院自主管理和数字化智能管理的水平。一是全局监控分析。对各个重点指标及维度进行综合展示,快速定位分组效能、结算差异、费用差异结构主因、监控预警、绩效评价及分配等关键指标及信息。综合性多规则判定,智能提醒重点问题,实时追踪,进行预分组效能分析、结算差异预估分析、监控预警、服务绩效及绩效分配等维度交互操作。二是DIP结算差异分析。为医院管理层提供总体汇总分析、统筹地区分析、科室数据分析、主诊组数据分析、责任医生数据分析、费用异常病例分析、费用极端异常病例分析、病种分析、各级目录挖掘、明细挖掘等各类分析功能。通过对当期出院病例的费用进行测算,合理配置和使用各项医疗服务资源。此外,基于医院历史数据分析测算及区域大数据标杆,结合国家及当地医保政策,设定独有的分析路径及标准费用标杆,深度挖掘结算差异原因,及时建立合理控费渠道,有效优化临床路径,保障医院在新型医保支付政策环境下受益。

2. 监控预警服务

面向全院诊疗工作提供相关监控预警功能,包括DIP综合比例风控预警模型、拆单控费预警、病案填报预警、推诿重症预警、患者负担监控、费用结构监控、申诉病例监控、智能提醒等。通过监控重点风险预警及多维度指标监控,一方面对重点病例进行规则监控,提供申诉依据;另一方面,为医院在全局监控预警方面提供多维度智能提醒,降低运营风险,推动医院智能化监管进程。国新健康主要从以下四个方面提供相应服务:一是提升分组效能。为医院管理层提供全院DIP分组效能评估与分析,对总体病例入组率(同比及环比)、覆盖广度、DIP病种数、CV进行统计分析。提供分组结果汇总分析、分组效能评估、病例对比管理等功能。二是服务绩效评价。医院管理层对各科室进行多维综合评价(因子分析模型)、服务能力评价、服务绩效评价、服务效率评价、服务质量与安全评价。评价指标包含且不限于CMI、时间消耗指数、费用消耗指数、低风险组死亡率、再入院率等。提供医院绩效评价、科室绩效评价、科室绩效分配等功能。三是完善系统查询。根据账号权限,实现病组和病例在科室、主诊组、责任医生下的差异分析，定位差异主因，对入组病例数、总费用、平均住院天数、预估结算差额、差异比例等进行单项或综合查询，主要包含病组查询、病例查询两个方面。四是完善系统管理。提供数据权限管理分配机制和功能权限管理分配机制服务，包含科室管理、账户管理、点值管理、绩效管理以及医保导入5个部分。

3. 病案质控智能管理服务

国新健康依托对病案规则的总结、DIP 编码填报问题整合、收费项目和编码关系的归纳以及利用人工智能算法深度挖掘编码填写的问题，搭建涵盖业务全流程、功能完备、技术先进的病案质控智能管理系统。一是病案质量校验。根据卫生健康委病案首页数据管理及医保按 DIP 支付病案填报的相关要求，综合采用病案学原则、医学知识与收费项目知识库、人工智能算法，实现对医院病案信息中违反病案学规则的数据出现时予以提醒，并给出修正意见，使得医院填报的病案信息符合卫生健康委上报规范及医保按 DIP 支付要求。二是病案质控管理。医院病案质控人员可以对各病案责任医师完成的病案修正结果进行复核和最终确认，提高病案修正准确率，并为出院病例提供查询功能等。质控规则符合医保要求，完成审核后可用于上传医保管理部门。三是数据统计分析。提供灵活的统计分析功能，在选定时间范围内，通过对全院总体、全院科室及校验规则等多个维度进行深入钻取，分析医院病案总体情况和趋势变化，查看病案分组情况，为医院针对病案填报中存在的问题提供具体的数据支持，从而助力医院实施有针对性的改善措施。

（三）主要成效

科室主动控费意识得到增强，通过精细化管理，优化服务流程，提升服务效率。在加强自我管理、加快内涵式发展的同时，提高了医院为参保患者服务的能力。在保障医疗质量的前提下，医院及时建立合理控费渠道，注重成本管理，缩短患者平均住院天数，有效地优化了临床路径，遏制了过度医疗和过度检查行为，降低了不合理用药的危害，从而保障医院在新型医保支付政策环境下实现高质量发展。此外，通过国新健康组织的多次培训学习，临床医师、病案管理等相关科室人员基本掌握了病案首页填写规范、疾病诊断规范编码选择原则、手术与操作编码选择原则、主要疾病诊断与主要手术的选择原则和相互映射关系等，医院病案信息完整程度及综合治理得到明显提升。

第二节　卫生健康综合监管服务

加强医疗卫生行业综合监管是提高全民健康水平、促进医疗卫生行业持续健康发展的重要手段，是推进医疗卫生行业治理体系和治理能力现代化的重要标志。《国务院办公厅关于改革完善医疗卫生行业综合监管制度的指导意见》（国办发〔2018〕63号）中明确提出要加强医疗服务质量和安全监管，协同第三方专业机构规范开展医疗服务质量评价。同时，为支持和规范互联网医疗发展，国务院办公厅印发《国务院办公厅关于促进"互联网+医疗健康"发展的意见》（国办发〔2018〕26号），要求"互联网+医疗健康"服务产生的数据应当全程留痕，可查询、可追溯，满足行业监管需求。国家卫生健康委和国家中医药局也于2018年制定了《互联网诊疗管理办法（试行）》《互联网医院管理办法（试行）》和《远程医疗服务管理规范（试行）》，要求省级卫生健康行政部门应当建立省级互联网医疗服务监管平台，与互联网医院信息平台对接，实现实时监管。

国新健康充分利用大数据、人工智能等信息技术手段，以地方全民健康信息平台为依托，建立基础代码库、临床知识库、医疗机构及医务人员基础信息库，开发建设以实时监管、决策支持和医疗机构电子监管档案为核心的医疗服务智能监管平台，并在完善已有智能监管系统、决策支持系统和医疗机构电子监管档案系统的基础上扩展应用于互联网医疗监管的新功能，为湖北省、佛山市等地卫生健康部门提供综合监管服务，在健全区域医疗监管体系、推动医疗质量安全管理智能升级、加强数据安全防护等方面发挥了积极作用。

一、湖北省医疗服务智能监管

（一）基本情况

2016年年初，湖北省卫生计生委党组明确提出一体两翼、两控四改的战略部署，下半年启动了过度医疗等十个重点问题的专项整治行动，将有效遏制医疗费用的快速增长作为重要工作。但是，在专项整治行动中，因监管队伍"不会管、不想管、不敢管"的短板，暴露出"政策空转、监管效率低下"的问题。2017年2月17日，省委主任办公会研究认为，由于就医总量巨大、医疗服务机构分布广泛、医疗费用结算实时性强、诊断治疗专业性强、医疗违规行为相对隐蔽等原因，再加上各地普遍存在的医疗服务监管人员力量不足、专业技术手段相对滞后、惩戒威慑效果偏弱等现状，传统的"人工抽查"管理模式已经难以满足当前医疗费用全面审核和医疗行为实时监管的需求。会议决定由省卫生计生委综合监督处等部门牵头成立工作专班，建设一套专业化、智能化、精细化的医疗服务智能监管系统，加强对医疗费用和医疗服务行为的科学监管。

（二）主要做法

医疗服务智能监管系统依托全省人口与健康信息平台及人口健康信息专网，以实时采集的医院管理信息系统（HIS）数据为基础，由部署在医疗机构和省、市、县三级卫生健康行政部门的医疗服务实时监管、决策支持和医疗机构电子监管档案三个部分组成。通过项目建设实现两大目标：一是在规范医疗行为、提高医疗质量方面实现从制度约束到技术管控的跨越；二是对全省医疗机构和医务人员的不良执业行为实现"科技＋制度"的有效遏制。

1. 开展实时监管系统建设

建立事前、事中、事后监管系统。事前提醒系统将医疗服务监管审核规则嵌入医院管理系统，在医生开具处方和医嘱时对处方明细进行实时监管,并将监管结果实时反馈给医生,供医生参考;对医院住院费用的预结算进行实时监管,并将监管结果实时反馈至医院收费工作站参考,如有违规的明细项,医生将修改违规项并保存,然后再进行下一步工作,做到事前提醒、事中告诫,避免不合理医疗行为的发生。基于医疗机构事前提醒系统,事中实时监管系统同步对医疗机构事前提醒告诫状态和结果进行汇总分析和全面展示,供卫生健康行政部门实时监控医疗机构诊时情况,查询提醒单据、可疑单据、问题单据明细。事后监管系统则是根据权限将智能审核结果推送给相关的业务处室作出相应处理,可根据结算日期、单据号、个人编号、机构编号、审核规则类型、范围等方式查询审核结果,生成违规明细表;对审核结果进行进一步数据挖掘分析,对医疗服务费用的各项数据进行组织和分析。

2. 开展决策支持系统建设

通过对医疗机构已经产生的医疗费用和电子病历数据进行综合分析,按地区、医疗机构生成违规人次、违规金额、违规单位、违规人员的详细分析,违规情况分析结果主要供各级卫生健康行政部门和监管机构掌握。

3. 建立医疗机构电子监管档案

建立医疗机构电子监管档案,记录医疗机构执业许可、人员注册、不良执业记分、行政处罚、医疗事故等情况,为卫生健康行政部门提供管理和决策依据。

4. 建设系统数据及审核规则

一是建设三目编码库,包括诊断编码、药品编码、诊疗项目和耗材编码。二是建设临床知识库,包括药典、用药指南、说明书、处方集、行业医学刊物和教科书、临床指南规范以及各医学学会的疾病诊疗指南等工具书。三是建设医疗机构、医务人员基础信息库,包括医疗机构注册登记信息、经营面积、床位数、校验期,以及医护人员注册登记信息、执业范围、类别、级别等医务人员信息。四是建设审核规则库。根据医疗卫生服务有关政策规定及临床诊疗规范,制定了依法依规执业、不合理收费、不合理诊疗和不合理用药四大类审核规则,按照审核结果的性质和可疑程度，将审核结果分为提醒单据、可疑单据、问题单据。

（三）取得成效

针对医疗机构和医务人员的检查、治疗、用药、收费和依法执业行为，实现事前提醒、事中告诫、事后分析评估功能。对照审核结果，各级医疗机构可以及时调整规范医疗服务行为，强化内部管理，控制各类违法违规行为；为卫生健康行政监管和执法人员提供了智能化、实时化的监管手段。通过系统对各类违法违规行为进行分析评估，为执行医疗质量安全管理，特别是对不良执业记分和行政处罚提供了科学依据，增强了监督执法的公平性，提高了监管效率；对于医疗卫生行业管理指挥决策者，通过对系统实时采集数据的分析，使其及时掌握医疗服务行为的系统性风险、区域性风险和行业性风险，据此及时调整医疗服务行为监管的策略和措施，确保医疗服务行为的安全、合理、方便、有效。

二、广东省佛山市卫生健康综合监管

（一）基本情况

佛山市地处珠江三角洲腹地，毗邻港澳，与广州市共同构成"广佛都市圈"，是粤港澳大湾区、珠江—西江经济带的重要组成部分。佛山市覆盖禅城、南海、顺德、高明、三水5个辖区，全市总面积为3 797.72平方公里，共11个街道办事处、21个镇。佛山市卫生健康局在市委、市政府的坚强领导下，在省卫生健康委员会的指导下，加快推进健康佛山和卫生强市建设，全市医疗卫生资源稳步增长，居民健康水平不断提高。全市医疗卫生机构有1 932个，其中，医院120个、基层医疗卫生机构1 755个、专业公共卫生机构48个、其他医疗卫生机构9个。

佛山市卫生健康局锐意改革，多项改革举措走在全省前列。佛山市早在2018年就在深化医药卫生体制综合改革中强化全行业监管，积极探索卫生健康智能化综合监管制度的改革创新。为此，佛山市卫生健康局主动提请广东省卫生健康委员会，将其列为卫生健康"互联网+监管"的试点城市，以打造佛山市卫生健康智能化综合监管平台。佛山市卫生健康局以"互联网+监管"试点工作为契机，以执法机制和模式创新为导向，以信息化、智能化、技术化为支撑，以综合监管、智慧引领为抓手，拧紧行业监管责任链条，创新实践综合监管体制机制，深度挖掘大数据分析等新技术的应用能力，积极打造佛山市卫生健康智能化综合监管平台。

（二）主要做法

佛山市卫生健康局以"互联网+监管"试点工作为契机，坚持以人民健康为中心，以社会需求为导向，以大数据信息技术为手段，创新实践卫生健康智能化综合监管平台建设，按照"统一建设、统一规则、统一使用"的总体原则，以"合法、高效、便捷、共享、联动"的建设要求，从2019年8月开始，分两期构建佛山市卫生健康智能化综合监管平台。佛山市卫生健康综合监管平台于2020年11月率先在13家试点医疗机构上线运行，以"一个平台、两大体系、三个统一、五类规则"为建设核心。"一个平台"为佛山市卫生健康综合监管平台；"两大体系"为卫生健康局端体系、医院端体系；"三个统一"为统一建设、统一规则、统一使用；"五类规则"为不合理诊疗、不合理用药、不合理收费、依法依规执业、数量质量监控五大类37条审核规则。

1. 统一基础目录管理

基于大数据信息技术，以实时采集医疗机构门诊、住院病历及其医嘱和处方等诊疗服务行为的数据为基础，整合卫生健康、医保、市场监管等部门的数据共享通道，构建针对医疗服务诊疗技术、诊疗项目、医用耗材、医药费用等进行精细化管理的综合监管服务体系。为统一医疗机构数据标准，固化管控工具，夯实数据基础，佛山市卫生健康智能化综合监管平台依据广东省三大目录参考库、"疾病和有关健康问题的国际统计分类"ICD-10疾病编码与手术编码库，通过数据汇聚、规范设计、筛选清洗，组成了具有佛山市本地特色需求的包括药品目录、诊疗项目目录、医用耗材目录和诊断编码库、手术编码库的"三目两库"基础目录库。

2. 统一监管规则库

以临床知识库为基础，在国家法律、法规、教科书、药典、临床指南规范、各医学学会的疾病诊疗指南、官方数据、药品说明书的基础上，集合国内外医典、药典、权威医疗机构和专家学者多年的理论和实践结晶，以此作为支撑，汇集医疗、医保、医药等多方需求，进行数字化、逻辑化后形成的全面归集知识应用系统。规则库包含不合理诊疗、不合理用药、不合理收费、依法依规执业、数据质量监控五大类37条审核规则，涵括资格准入类、医疗行为类、医疗质量类和医疗安全类等多种监管维度。

3. 实施风险预警管理

为强化医院自律，丰富预警手段，通过"三目两库"和规则库的标准化比对以及强大的自动化审核引擎，全面部署医院事前提醒功能，以便能在医生开具处方、医嘱时进行自动调用医疗服务智能监管系统的事前提醒服务，将当期医嘱开具的明细结合患者历史就诊数据进行实时审核，实现医疗信息共享，实时提醒医生，医生根据反馈信息调整医嘱内容，达到辅助诊疗、规范行医的效果，确保监管无死角。事中监管是在事前提醒单据审核的结果基础上进行数据挖掘，行政部门借助综合监管平台能够通过类似驾驶舱界面从不同管理者的视角对就诊人次、就诊费用等医疗行为的各项数据进行组织和分析，实时了解各医疗机构日常的医疗服务工作，随时查看当前本市的医疗服务与违法、违规操作状况以及公卫风险预警情况。

4. 实现事后精准控制

从审、管衔接角度出发，加强信息归集共享，提升监管效能，依托医疗机构上传至系统平台的诊疗数据，通过标准化处理后进行系统审核，将工作人员从海量的医疗数据信息中解放出来，以问题为导向实行风险监管，将工作人员有限的精力用于监管高危风险点，精准发现问题、解决问题，破解行政惩罚"不解渴"的现状，倒逼医疗机构规范医疗服务行为。与此同时，全方位将医疗服务纳入被监管的体系当中，借助云计算、互联网、大数据等信息化手段，收集医疗机构的行为过程数据，卫生健康行政部门可通过决策分析系统将数据资源进行整合，挖掘各项医疗服务之间的深层次联系与对应关系，提升行政管理部门对医疗服务的信息掌控度，实现智能化预警，防患于未然。

5. 引入自查综合监管

为了改变过去"扫马路式"的监管方式，推动医疗机构重视内涵建设，加强医疗质量安全管理，引导和促使医疗机构规范执业行为，强化执业人员法律意识，充分发挥医疗机构和医务人员的积极作用，通过医疗机构自查自纠系统及时更新医疗机构自查指标，以《医疗机构依法执业指引（2020版）》为基础，为医疗机构提供自我管理工具，定期和不定期对标法律法规，引导医疗机构及医务人员从"要我守法"到"我要守法"转变，促进自查常态化，达到综合监管的目的。

6. 完善系统支撑

为建立覆盖医疗服务行为、基本公共卫生、医疗机构运营、医疗行业信用等方面的全职能、全流程、全要素的智能监管体系，佛山市卫生健康智能化综合监管平台搭建了多个应用系统，主要由医疗机构自查自纠子系统、医疗服务智能监管子系统、行业自律管理子系统、卫生监督执法子系统、社会监督子系统、大数据分析监测子系统和数据治理子系统等构成。

（三）取得成效

佛山市通过深化改革卫生健康综合监管制度体系，搭建以"互联网＋监管"为核心的智能化综合监管平台，实现了综合监管的全职能、全流程、全智能和医疗卫生服务事前、事中和事后的闭环管理，并通过大数据分析优化决策，以"点"上发力、"线"上延伸、"面"上覆盖强化监管，全面提升监管效能。通过两年的平台建设和应用，佛山市卫生健康智能化综合监管平台的创新实践取得显著成效。

1. 事前审核提醒成效

通过建立事前审核系统，实现了辅助诊疗和预警风险的"把关"功能。2020年11月和12月，佛山市卫生健康智能化综合监管平台通过事前审核系统审核处方110万余张，审核的处方明细数达到770万余条，触发审核规则发送提示总明细数达到18万余条，发送提示的明细占比约2.4%。医生依据事前审核提醒作出相应调整的明细数占比约14.5%，提醒涉及不合理费用达443.83万元。2021年1月至4月，佛山市卫生健康智能化综合监管平台通过事前审核系统审核处方约250万张，审核的处方明细数达到1 600万条以上，触发审核规则发送提示总明细数达到26万余条，发送提示的明细占比约1.6%。医生依据事前审核提醒作出相应调整的明细数占比约38.8%，提醒涉及不合理费用达257万元。从数据变化上可以明显看出，进入2021年以来，该平台事前审核功能的应用成效显著增强。

2. 事后审核监管成效

2020年11—12月，佛山市卫生健康智能化综合监管平台通过事后监管系统审核医疗机构就诊患者155万余人次，触发提醒规则单据数量约38万张，提醒涉及不合理用药占比约1.0%、不合理诊疗占比约1.6%、不合理收费占比约0.1%。2021年1—4月，13家试点医疗机构通过事后监管系统审核医疗机构就诊患者240万余人次，监测总明细数约为2 300万条，触发提醒规则单据数达18万余张，提醒涉及不合理诊疗占比约1.6%、不合理收费占比约0.1%、不合理用药占比约0.4%。数据质量监控类和依法依规执业类规则作为提醒规则后，发出提醒约250万次，月均提示约62.5万次。卫生健康行政部门及各医疗机构根据事后监管审核意见书提醒，能及时发现医疗机构的不合理医疗行为，对异常医疗服务行为进行监测分析与风险预警，有效提高了行政管理部门早期发现、预警和处置重大医疗事故，消除医疗纠纷隐患。

3. 决策分析判断成效

为加强监管创新，增强监管合力，决策分析系统融合了多方监管维度，汇集了29项监测指标，以分析医疗服务能力，保障医疗质量和患者安全，探索重点监控领域。决策分析结果直接指导医疗机构强化其内部管理，提高其服务质量和运营效率。2020年13家试点医疗机构出院人次数为21.34万人，较2019年下降19.49%；平均住院日为7.78天，较2019年下降0.05天。2020年试点医疗机构出院患者手术占比为35.93%，较2019年上升4.71%，四级手术比例为7.17%。试点医疗机构病例入组的DRG组数由2019年的841组增加至2020年的864组，增长2.73%；CMI平均值则由2019年的1.08增加至2020年的1.13，试点医疗机构收治病例的难度上升。通过数据的精准化、可视化分析可以看出，佛山市医疗服务质量和效率在持续提升，时间消耗指数在逐年降低。

4. 促进医疗机构自查成效

自2021年开始，佛山市依托卫生健康智能化综合监管平台深入开展自查自纠工作，尤其在国家长期关注的毒麻药品、限制类医疗技术等药品和诊疗项目上，立足重点环节，细化自查指标，全方位进行综合梳理，引导医疗机构高效开展自纠工作，在梳理隐蔽违规环节中取得了良好成效。通过自查自纠工作的常态化推进，充分发挥了卫生健康行政部门的监督管理职责，医疗机构主动落实自查指标35个，准确排查诊疗活动中的漏洞环节，有效形成了一套事事有复核、人人有监督、行之有效的工作内控制度，实现了医疗机构自我管理主体责任，增强了医疗机构规范管理、科学管理、精细化管理的工作机制，提升了医务人员的守法、守规、守约的个人意识，降低了医疗隐患及医疗纠纷的发生概率。

第三节　数字医疗服务的影响

一、DRG/DIP支付方式改革在医疗机构顺利落地

支付方式改革的直接作用对象是定点医疗机构。因此，医保支付方式的改革需要医疗机构协同，保证DRG/DIP支付方式改革在医疗机构顺

利落地。要实现DRG/DIP支付方式改革在医疗机构的落地，至少需要医疗机构在编码管理、信息传输、病案质控和内部运营机制建设四个方面协同改革。具体要求国家医保信息业务编码在定点医疗机构全面落地；落实DRG/DIP支付方式所需数据的传输需要；加强院内病案管理，提高病案管理质量；注重内部成本控制，向内涵式方向发展。2021年，《国家医疗保障局关于印发DRG/DIP支付方式改革三年行动计划的通知》发布，要求到2025年年底，DRG/DIP支付方式覆盖所有符合条件的开展住院服务的医疗机构，基本实现病种、医保基金全覆盖。因此，实施DRG/DIP支付方式改革地区的医疗机构需要尽快按照改革要求推进编码管理、信息传输、病案质控等方面的改革。

国新健康的"DRG/DIP+"医院运营管理服务旨在为医疗机构构建在复合付费方式改革政策条件下实现收益、成本、服务、质量的均衡精细化管理方案，很好地满足了医疗机构应对DRG/DIP支付方式改革政策中的各种需求。例如，国新健康搭建的智能病案校验系统能够通过信息化的手段辅助医疗机构做初步的数据审查及核对，提高了病案首页以及医保结算清单报送的完整度、合格率、准确性。国新健康的数字医疗服务已覆盖包括南京鼓楼医院、浙江省人民医院、山东大学齐鲁医院等龙头医院在内的600多家医院。国新健康提供的技术支持和管理服务大大推动了DRG/DIP支付方式改革在这些医疗机构的顺利落地实施。

二、医疗机构精细化管理水平提高

作为医疗服务提供的主体，医疗机构特别是公立医院的高质量发展关系着人民群众优质医疗服务的获得。公立医院的高质量发展要求公立医院转变发展方式，从规模扩张向提质增效转变，从粗放管理向精细化管理转变。医保支付方式的改革客观上也要求医院内部运营管理机制的转变，即更加注重内涵式发展，更加注重内部成本控制，更加注重体现医疗服务技术价值。这主要体现在建立健全医院运营管理决策支持系统，加强全面预算管理，完善内部控制制度，健全绩效评价机制等几个方面。

国新健康以医院精细化管理为导向，打造病案质控智能管理系统、医疗质量控制系统、DRG/DIP 医院智能管理系统等核心产品，致力于提供医院数字运营管理体系构建服务，满足了医院精细化管理的需求。例如，国新健康所提供的 DRG/DIP 医院智能管理系统，能够实时全面动态分析全院 DRG/DIP 病例数据，对各个重点指标及维度进行综合展示，快速定位分组效能、结算差异、费用差异结构主因、监控预警、绩效评价及分配等关键指标及信息。以这些信息为基础，可以构建监控预警和绩效评价体系，从而为医院及科室精细化运行和科学决策提供管理依据。由前文案例可知，这些系统的应用大大地提高了医院的精细化管理水平，医院更加注重成本管理，使过度医疗的行为得到了有效遏制，医疗服务更有效率、更加优质，促进医院朝着内涵式方向发展。

三、卫生健康系统监管效能全面提升

医疗卫生行业的综合监管是规范医疗服务行为、维护人民健康的有力保障。2018 年 7 月，《国务院办公厅关于改革完善医疗卫生行业综合监管制度的指导意见》印发，提出要运用信息化等手段创新监管方式，提高监管能力和水平，为实施健康中国战略、全方位全周期保障人民健康提供有力支撑。医疗卫生资源和服务量不断增长，监管的范围广、难度大、专业性强，这给卫生健康行政部门的监管工作带来了较大的挑战。引入第三方专业机构，充分运用大数据、云计算、人工智能等技术手段，建立信息化的监管体系，能够大大提高监管的效能。

国新健康所提供的卫生健康综合监管服务针对医疗服务行为、医药费用精细化监管的需求，通过实时的监控，对医疗服务的不规范行为进行事前提醒、事中告诫、事后分析，从而可以约束医疗机构的医疗服务行为，遏制不良执业行为的发生，同时辅助卫生健康行政部门科学决策，促进区域医疗服务质量的提升。例如，国新健康服务于湖北省和广东省佛山市医疗服务监管体系建设，分别协助搭建了湖北省医疗服务智能监管系统和佛山市卫生健康智能化综合监管平台。智能化的监管系统能够实时提醒医疗服务人员遵守监管审核规则，并对异常医疗服务行为进行监测分析与风险预警，帮助管理者及时发现不合理的医疗行为，规避医疗风险和消除医疗纠纷隐患。从两地的实践效果来看，国新健康的数字医疗服务大大提高了卫生健康行政部门的监管效率，促进了区域医疗服务质量的提升。

第五章
国新健康的数字医药服务

　　药械安全是健康保障的基础，也是重中之重。党的十九大以来，各级药品监管部门积极探索运用信息化手段提升药械监管能力并取得了重要成效。2018年，经过新一轮机构改革，组建国家药监局，"大市场－专药品"的格局也对信息化监管提出了新的要求。2019年5月，《国家药品监督管理局关于加快推进药品智慧监管的行动计划》印发，提出构建监管"大系统、大平台、大数据"，实现监管工作与云计算、大数据、"互联网+"等信息技术的融合发展。2021年10月，国家药监局等8部门印发《"十四五"国家药品安全及促进高质量发展规划》，围绕保障药品安全、促进药品高质量发展、推进药品监管体系和监管能力现代化目标，提出实施药品安全全过程监管、支持产业升级发展、完善药品安全治理体系等工作要求。2022年4月，国家药监局印发《药品监管网络安全与信息化建设"十四五"规划》，提出以信息化引领监管现代化，构建完善的药品智慧监管技术框架，健全药品信息化追溯体系，推进医疗器械唯一标识在医疗、医保、医药领域的联动应用等。

国新健康自 2000 年起开展全国药品监管信息化建设服务，充分利用云计算、大数据、"互联网+"等新技术手段持续开展应用建设和数据治理，推动"传统监管"向"智慧监管"的转型升级，为药监部门提供电子政务、药械监管和质量追溯等服务，通过建标准、搭基础、聚数据、赋智能，不断提升监管能力和服务水平，为药械生产和流通环节的政务服务、安全监管提供信息化支撑和保障，推进药械安全治理体系和治理能力现代化建设，并将服务延伸至药品企业和零售药店，开发药品及医疗器械进销存应用管理和药店智能审方服务系统，将监管链条向机构延伸。目前，国新健康已为国家药监局和 28 个省、市药监局提供信息化建设服务，为国家药监局和 15 个省、市提供药品器械追溯监管系统建设服务。本章以国新健康的监管追溯服务和药物警戒服务为例，详细介绍了其服务于医药监管部门数字化建设的经验及取得的成效。

第一节　监管追溯服务

甘肃省药品监督管理局智慧监管项目

（一）基本情况

甘肃省药品智慧监管平台采用微服务架构建设，集成了行政审批、检验检测、稽查执法、监督检查、日常监管、追溯监管、应急指挥、药物警戒、信用档案、非现场监管、数据中心等 20 余个子系统，为全省各级药品监管部门和各类监管对象提供一体化平台、一站式服务。该平台根据使用对象的不同，分为监管服务门户、企业服务门户两部分，均提供了 PC 端和移动端两类应用，以适应不同的应用场景。平台通过将业务、数据进行深度融合，使审批与监管、检查与稽查密切联动，有力促进了监管协同。甘肃省药品监督管理局智慧监管项目软件部分主要由国新健康承建。项目于 2021 年 10 月开工，主要子系统于 2022 年 6 月底开始试运行，2022 年 11 月完工。

（二）解决方案

平台通过完善电子证照等数据共享应用，建立智能审批算法模型，较好地实现了"一网通办""跨省通办""一件事一次"等目标，使网上办、掌上办、自助办、免证办成为政务服务工作新常态。平台纵向贯通国家药监局数据中心，横向联通省直各部门数据库，延伸接入"两品一械"生产经营企业业务系统，广泛收集互联网药品安全数据资源，汇聚和利用"两品一械"全生命周期数据资源，支撑非现场监管、信用监管等监管创新，并以监管数据云图的方式全景展现全省药品产业发展现状、监管业务情况、风险预警信号等，为全省各级药品监管部门进行监管决策、做好监管工作提供了有力的数据支撑。建设的子系统包括：

1. 甘肃省"两品一械"综合监管业务平台

运用微服务等新技术开发建设全省统一的"两品一械"智慧监管业务门户，供省、市、县、乡各级药品监管部门和监管人员使用。通过制定统一的应用开发、接入规范，全面升级并整合行政审批、稽查执法、抽检监测、日常监管、数据中心等业务系统，将新建的药品信息直报、药品追溯监管等系统进行集成，实现药品审评审批、检验检测、检查稽查等重要监管业务"一网一号"办理，并将形成的数据统一汇聚和管理，提高监管工作效能。

2. 甘肃省药品和医疗器械追溯监管及企业远程动态监管平台

建设甘肃省药品和医疗器械追溯监管及企业远程动态监管平台，对药品和医疗器械追溯数据进行获取、分析及利用，实现对药品（含中药饮片）和医疗器械的流向监控，并辅助做好产品召回、紧急调配及风险预警等工作。建立统一的数据交换标准规范，提供标准化、开放化的数据接口，与生产经营企业内部的系统进行对接，根据监管需要，采集企业生产经营信息系统中的真实数据，通过建立不同类型、业态、环节的监管模型，对采集的数据进行分析挖掘，辅助发现风险隐患，增强监管工作的靶向性、有效性，推动实现非现场监管。

3. 甘肃省药品监管"互联网＋政务服务"平台升级及移动应用平台

在原有甘肃省药品监管"互联网＋政务服务"平台基础上，建设办事移动端应用，并统一整合到"甘快办"应用程序（App）中，使省、市、县三级药品监管部门高频、即办事项能够基于移动端办理，进一步方便企业和群众办事。同时，对原有平台功能进行升级和完善，扩大数据共享应用范围，丰富电子证照应用场景，探索依托人工智能技术审批人员进行材料审核，提高审批工作效率。

4. 甘肃省药品监督检查系统升级

对原有甘肃省药品监督检查系统进行升级，进行微服务架构改造，并完整集成到甘肃省"两品一械"综合监管业务平台；根据工作职能调整，对原有信息功能、表单进行全面优化；将原有的审评认证系统升级为全省药品审核查验系统，以适应新组建的审核查验中心及其6个分支机构的业务需求，并开发供检查员使用的App，实现对现场检查的信息化支撑。

5. 甘肃省药品数据汇集交换共享平台升级

对原有甘肃省药品数据汇集交换共享平台进行升级，更新药品安全数据资源目录和数据共享接口，充分共享国家药监局及省直相关部门数据，形成覆盖药品全生命周期的药品监管档案，为监管工作提供数据支撑。完善信用信息管理体系，加强信用监管；升级改造"两品一械"互联网销售监测系统，加强对网络销售经营行为的监测预警；充分利用大数据技术，通过业务建模，将数据进行智能聚合、关联分析，形成药品行政许可、监督检查、抽检监测、稽查执法、药物警戒等多个主题数据库，并根据业务需求，开发相关主题数据应用模块，为研判和管控药品安全风险提供依据和辅助。

6. 甘肃省化妆品追溯监管系统

探索建立化妆品追溯监管系统，覆盖全省所有化妆品批发企业、化妆品专营店及中大型商超、美容美发等经营单位，采集治理化妆品经营企业进销存数据，建立化妆品追溯链条，形成对化妆品批次追溯监管能力，实现化妆品来源可溯、去向可追，问题产品快速锁定、有效控制。

7. 甘肃省道地药材产地加工溯源监管系统

根据甘肃省道地药材产地加工试点要求，建立符合产地加工溯源要求的信息化标准规范，指导试点企业建立产品溯源系统，通过对接企业自建溯源系统数据，实现对试点企业产地加工相关信息的采集和监管，避免其他产品违规流入产地加工渠道。

8. 甘肃省"两品一械"抽检管理系统升级

根据法律法规、业务规范的调整变化，对原有甘肃省"两品一械"抽检管理系统进行改造升级，与甘肃省药品检验一体化平台、甘肃省医疗器械检验一体化平台对接，实现"两品一械"从抽检计划制订、抽样、检验、问题产品后处置到信息公开等全环节信息化闭环管理，提高抽检业务管理的信息化、规范化水平。

9. 甘肃省药品监管稽查执法系统升级

根据法律法规、业务规范的调整变化，对原有甘肃省药品监管稽查执法系统进行改造升级，实现稽查执法业务从线索管理、立案管理、案件办理、执行结案全环节信息化闭环管理，提高稽查执法业务的信息化、规范化水平。

10. 甘肃省药品监管企业信息直报系统

根据监管需要，建设面向"两品一械"企业的信息采集系统，及时全面掌握甘肃省药监局直接负责监管的"两品一械"企业基本运行情况，作为企业监管信息电子档案的重要数据来源。

（三）主要成效

项目以强化顶层设计为统领，以"一企一档"为基础，以平台建设为核心，以加强数据利用为主线，按照总体布局、数据统一、统筹整合、兼容共享、安全可控、保障效率的原则，利用大数据技术手段，实现了对相关数据资源的统一汇集、治理、分析和利用，构建了监管"大系统、大平台、大数据"，推进业务协同能力和监管服务能力提升，大幅提高了工作效率，提升了科学决策的能力，推动了监管数字化，提升了监管的精准性、靶向性和科学性，达到药品行业"全方位、全环节、全流程"

智慧监管的目标。

通过项目实施，建立起符合监管需要和技术趋势的甘肃省药品智慧监管技术与应用框架，监管业务数字化转型取得了明显进展，实现了药品全生命周期数据的全面采集、集中汇聚、统一管理，基于数据的智能应用不断丰富，依托数据支撑的精准执法、靶向监管基本实现，政务服务时限进一步压缩，材料进一步精简，体验进一步提升。

第二节　药物警戒服务

湖南省患者自主申报医疗机构制剂不良反应与疗效评价系统

（一）基本情况

湖南省对于医疗机构制剂的上市管理分为两种情形：一种是按照《医疗机构制剂注册管理办法（试行）》（国家食品药品监督管理局令第20号）进行注册审批，上市后实施三年，届满再注册；另一种是按照《湖南省食品药品监督管理局关于对本省医疗机构应用传统工艺配制中药制剂实施备案管理的通告》（2018年第39号）进行备案。

湖南省拥有医疗机构制剂批准文号共计1 634个，其中中药制剂备案数量达到759个。以往，医疗机构制剂的不良反应并无常规的监测途径，仅在制剂再注册时由医疗机构自行汇总提交不良反应报告，导致安全性信息的收集渠道闭塞且内容有限。此外，随着备案制的推行，由于缺少了技术审评环节，虽然在推动传统中药制剂发展方面起到了积极作用，但同时也埋下了较大的安全隐患。鉴于此，对医疗机构制剂在临床应用中的安全有效性进行重新评估成为保障患者用药安全的必要举措。而采用患者直接报告的方式，不仅能更客观地反映制剂在临床中的实际情况，还能有效提升信息收集的效率与质量。因此，湖南省药监局计划开发一套相应的系统。2021年2月，国新健康与湖南省药监局开始着手设计方案，5月完成系统软件开发，自2022年5月1日开始系统在全省正式启用。

（二）解决方案

湖南省药监局在对医疗机构制剂进行审批或备案时，会为每种制剂分配一个专属的二维码，该二维码与对应的文号或备案号紧密关联。为确保信息的可追溯性，要求医疗机构在制剂的说明书和标签上印刷该二维码。患者利用手机扫描二维码后会出现两部分信息：一部分是制剂的基本信息，内容与制剂的注册审批或备案信息一致，无须填写；另一部分是制剂的安全有效性信息，由患者填写，包括制剂的有效性（效果好、有效、无效）及相关不良反应情况。湖南省药品审核查验中心对预警事件进行审核，定期对风险信号进行监测，如有风险，及时报告省药监局。省药监局根据前者提交的风险情况，与医疗机构进行沟通，要求医疗机构分析风险，提供处理意见。必要时，省药监局会组织现场检查、抽检、专家论证，评估获益与风险比，评价制剂品种的安全有效性。这样做，在全面提升省药监局监管能力的同时，也保障了制剂品种在流通过程中的质量与安全，强化了医疗机构制剂单位自主管理的诚信与自律，优化了营商环境，以简捷、便民的载体促进了社会体系建设。

系统主页会展示医疗机构制剂的不良反应报告、疗效无效报告及疗效很好报告，并动态累计显示不良反应报告数量排名前二十位的医疗机构信息。系统还具备患者申报信息查询功能，允许患者查询并详细查看医疗机构制剂的不良反应与疗效评价信息。为满足精细化查询需求，系统提供了多种筛选条件，包括患者姓名、性别、年龄、申报日期、使用效果分类、适应证、不良反应分类、备案号、制剂批号、配制单位/委托配制单位等。系统还会根据不良反应的程度，以不同颜色区分展示数据，并支持将查询结果导出为Excel文件。在移动端，系统提供了微信小程序端的患者用户注册和登录功能，支持"手机号+验证码"和"账号+密码"两种注册方式。注册时，系统会提醒用户授权绑定微信号，使注册账号与微信号关联，便于用户后续通过微信号直接登录并使用本申报端。

(三) 主要成效

截至2023年8月31日,系统共收到有效报告1 673份,涉及医疗机构33家、制剂品种121个,收到无效报告73份。有效报告中,评价为"疗效好"的有1 474份,占比为88.11%;"疗效一般"的有170份,占比为10.16%;"无效"的有29份,占比为1.73%(见图5-1)。有效报告中,评价为"没有不良反应"的有1 620份,占比为96.83%;"有不良反应"的有53份,占比为3.17%(见图5-2)。在53份"有不良反应"的报告中,有4份提示曾经对其他物质过敏,占比为7.55%,其中1份提示对紫外线过敏;有34份涉及合并用药,占比为64.15%;评价"疗效好"的有17份,占比为32.08%,"疗效一般"的有23份,占比为43.40%,"无效"的有13份,占比为24.53%[①];"停止服药后好转"的有24份,占比为45.28%,"未采取措施"的有27份,占比为50.94%,"选择看医生"的有2份,占比为3.77%(见图5-3)。湖南省患者自主申报医疗机构制剂不良反应与疗效评价系统的建设,是湖南省药监局党组积极应对新时代监管形势,探索提升医疗机构制剂监管能力,在全国率先推出的创新举措。

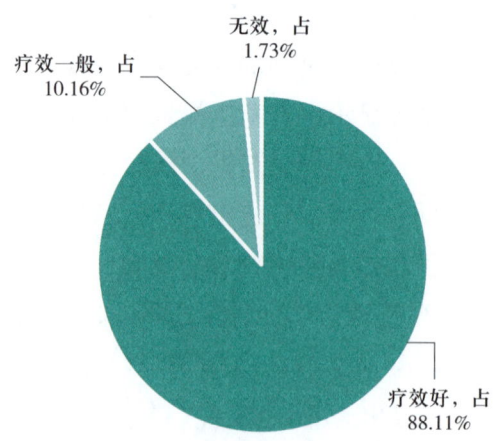

图5-1 有效报告中对制剂疗效不同评价的占比

① 注:因四舍五入原因,本书部分数据存在加总不为100%的情况。

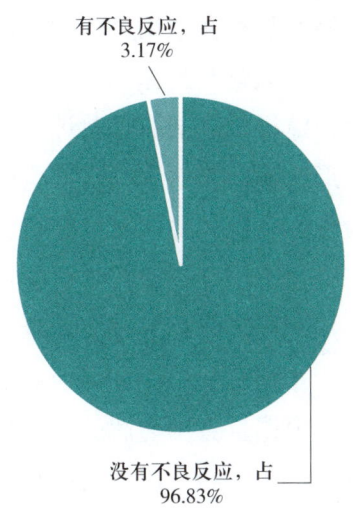

图 5-2 有效报告中"有无不良反应"的占比

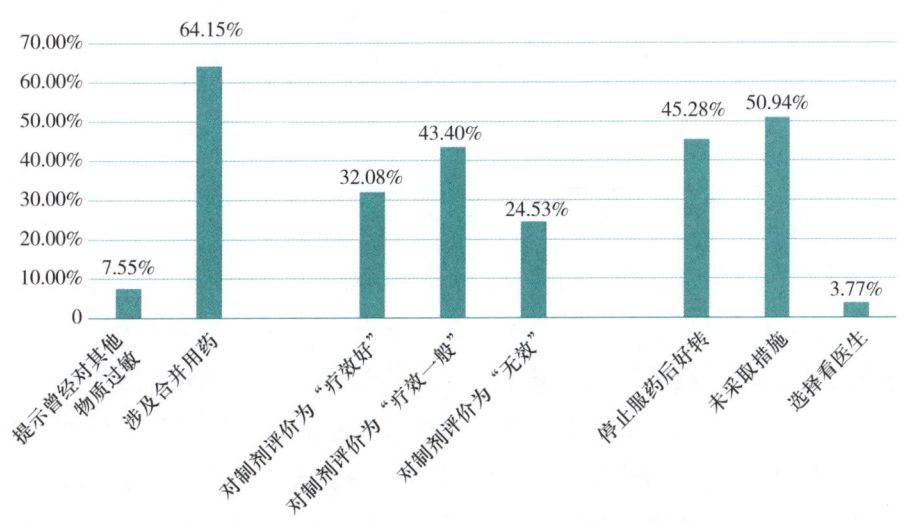

图 5-3 "有不良反应"的报告中各类型的占比

该系统的运行主要呈现出以下成效：一是有利于强化监管。通过采用患者直接报告制剂疗效和不良反应的方式，监管部门和监测机构能够采集到更多的对制剂使用过程的反馈信息，便于其全面、及时掌握医疗机构制剂的安全性和有效性，推进湖南省医疗机构制剂上市后再评价工作和高质量发展，为省药监局开展针对医疗机构制剂的行政监管提供技术支撑，同时也保障了制剂品种在使用过程中的质量与安全，强化了医疗机构制剂单位自主管理的诚信与自律。二是有利于产品创新。通过该系统，可以进一步健全医疗机构制剂的疗效评价体系，拓展不良反应信息上报渠道，逐步积累形成制剂疗效和不良反应的海量数据信息，便于从中提取有价值的风险预警信息并加以深度分析，实时监测全省医疗机构制剂的安全有效状态，评价制剂的获益与风险比，帮助医疗机构发现自身制剂产品存在的不足，提供改进的方向信息，为成熟制剂转化为新药提供真实世界的数据。三是有利于促进社会共治。通过推动该系统的广泛应用，鼓励更多患者根据自身用药后的感受自主申报，同时进一步提升社会舆论的关注程度，普及药品监管政策和用药安全知识，推动社会公众共同参与治理意识的提升。

第三节　数字医药服务的影响

一、保障公众健康与用药安全

强化药品监管、确保用药安全，是保障公众健康，提升人民群众在药品安全方面获得感的必然举措。在新的发展阶段，人民群众对药品质量和安全有着更高的期待，党中央、国务院也对药品安全提出了新的更高要求。为了保障药品安全，保护和促进公众健康，国家药监局等8部门联合印发《"十四五"国家药品安全及促进高质量发展规划》，将实施药品安全全过程监管、完善药品安全治理体系明确列为"十四五"期间的重点工作任务。《药品监管网络安全与信息化建设"十四五"规划》进一步明确，到"十四五"期末，要以支撑药品安全及高质量发展为目标，构建完善的药品智慧监管技术框架；落实"放管服"改革要求，优化营商环境，实现全部政务服务事项"一网通办"；推进药品全生命周期数字化管理，完善品种档案，建立安全信用档案，提高基于大数据的精准监管水平；健全药品信息化追溯体系，实现药品重点品种可追溯；推进医疗器械唯一标识在医疗、医保、医药领域的联动应用；加强化妆品监管业务信息化应用整合及移动化建设；推动药品产业数字化、智能化转型升级；构建药品监管社会共治体系，提升公众对药品安全的参与度，使人民群众对药品质量和安全更加满意、更加放心。

国新健康立足于数字医药领域，持续进行业务拓展，为药监部门提供电子政务、药械监管和质量追溯等服务，并将服务延伸至药品企业和零售药店，开发药品及医疗器械进销存应用管理和药店智能审方服务系统，为药品质量、用药安全提供了有效保障。例如，国新健康参与建设的甘肃省监管体系，已覆盖1.5万家药品安全责任主体，特别是该体系对4 976家疫苗相关企业实现了全面监管，确保了老百姓的用药安全。又如，国新健康在湖南省建立的湖南省患者自主申报医疗机构制剂不良反应与疗效评价系统，不仅保障了制剂品种在使用过程中的质量与安全，还进一步推动了社会公众共同参与药品安全治理意识的提升。

二、助力药品监管能力提升

药品监管信息化建设是国家政务信息化建设的重要组成部分，也是提升药品安全治理水平和监管效能的重要手段。要实现我国从制药大国到制药强国的跨越式发展目标，这对药品安全风险管理能力提出了更高要求，即要推进药品监管从传统监管向智慧监管全面转型升级，构建监管"大系统、大平台、大数据"，实现监管工作与云计算、大数据、"互联网+"等信息技术的融合发展，创新监管方式，服务改革发展。为了提升药品监管信息化能力，国家药监局于2019年5月专门发布了《国家药品监督管理局关于加快推进药品智慧监管的行动计划》，提出了建立起符合信息技术发展趋势的药品监管信息化建设技术与应用框架的发展目标，并于2022年4月制定《药品监管网络安全与信息化建设"十四五"规划》，明确要推进技术创新应用与药品监管能力提升的深度融合，提升综合监管效能，改善政务服务能力，让信息技术成为推进药品监管体系和监管能力现代化的关键支撑。

国新健康的数字医药业务借助信息化、智能化、互联网化等技术，服务各级监管部门，推动了药品监管的数字化转型及药监系统的信息化建设。具体而言，国新健康为各级药品和医疗器械监管部门、药店和医药企业提供了信息化建设和数据治理服务，构建了"互联网+政务服务"的一体化平台和"智能+"审评审批系统，提供了"互联网+药品监管"应用服务和药品监管全生命周期数字化治理服务，这些服务对于提升药品监管水平和治理效能发挥了积极作用。作为数字医药领域的领军企业，国新健康还顺利取得了涉密软件开发甲级资质，中标国家药监局医疗器械审批系统改造项目，中标甘肃省级药品智慧监管项目以及湘潭市和广州市市场监督管理局项目。在"2020智慧监管创新大会"和"2021药品数智发展大会"上，公司各有4个服务项目分别入选"2020年全国十大创新项目"和"2021年药品智慧监管典型案例"。

第六章
国新健康的健康保障创新服务

全民健康是全面建设中国式现代化强国的必然要求。党的十九大报告提出，要完善国民健康政策，为人民群众提供全方位全周期健康服务。党的二十大报告强调，把保障人民健康放在优先发展的战略位置，明确了促进医保、医疗、医药协同发展和治理的改革路径，并提出了加强重大慢性病健康管理的具体举措。在此大背景下，国新健康以"让人人享有公平公正的健康保障服务"为使命，致力于为健康中国建设和"三医"联动改革提供技术保障，打造互联网健康保障服务平台和生态。目前，国新健康的健康保障创新服务主要以各地医保局、卫生健康委等监管部门以及各级医疗机构、商业保险公司、药品流通企业、患者等作为服务对象，提供处方流转服务、慢性病管理/健康管理服务、商业健康保险第三方服务等。处方流转服务主要以患者为核心，联合地方卫生健康委、医保局、药监局以及医院、药店等部门共同参与，打造"药品配送平台+医药物流服务商+定点医疗机构"医保药品配送网络，连接医药物流服务商和定点医疗机构，实现医疗机构处方信息、医保结算信息和药品零售消费信息的互联互通、实时共享，实现药品配送的信息化，方便群众购药。慢性病管理/健康管理服务是通过与家庭医生签约、按人头付费等政策结合，利用互联网与大数据工具，整合互联网门诊特殊疾病和慢性病评审、"互联网+慢性病管理"服务、医保支付方式改革服务及流程监督服务，为患者提供更加快捷方便的慢性病就医渠道和管理服务，为基层医疗机构提供慢性病人群的管理方案与工具。商业健康保险第三方服务则主要是针对国内保险产品及其赔付痛点，国新健康依托自身的用户资源、生态合作网络，通过专业化服务能力及大数据、人工智能等技术应用，为商业保险公司及社保与商保合作项目提供直付理赔、理赔风控等产品及解决方案。本章主要以国新健康的处方流转服务和慢性病管理服务为例，介绍其致力于健康保障创新服务的经验及取得的成效。

第一节　处方流转服务

处方流转服务的宗旨在于将原本由医院药房承担的药品供给与药事服务职能逐步转移至以社会零售药店为核心的多元化药品流通体系中，以此全面满足患者的购药需求，使医院能够专注于提升医疗服务质量，而非药品销售，从而推动医药分离的进程，有效改变"以药养医"的传统模式。

浙江省温州市慢性病处方流转平台

（一）基本情况

为推进"互联网+医疗保障服务"工作，深化医疗保障领域的数字化改革，提升慢性病保障水平，方便慢性病患者配药取药，打通药品配送"最后一公里",根据《浙江省医疗保障局 浙江省卫生健康委员会 浙江省市场监督管理局 浙江省药品监督管理局关于建立健全城乡居民医保慢性病门诊保障制度的指导意见》(浙医保联发〔2019〕7号)、《温州市人力资源和社会保障局 温州市卫生和计划生育委员会 温州市商务局 温州市市场监督管理局关于开展温州市门诊慢性病药品第三方配送试点工作的通知》(温人社发〔2018〕166号)等文件精神,自2018年起,搭建温州市医保慢性病药品便民服务平台,打造"药品配送平台+医药物流服务商+定点医疗机构"医保药品配送网络系统。在2020年,通过线上续方的方式为参保患者就医购药提供便民服务;同时向温州市老干部人群提供慢性病药品便捷服务。截至2022年年底,已覆盖温州市所有241家社区服务中心,配送范围覆盖全市职工及城乡居民参保人,外配订单达166 247单,总金额为614.75万元,服务参保患者8 800余人次。

(二)解决方案

2018年,国新健康在温州市医保局的指导下,在鹿城区、瓯海区、龙湾区、浙南产业集聚区试点高血压、糖尿病2个病种,职工参保人可选择由第三方药品物流配送公司将药品配送到指定地址。2019年,全市城乡居民医保和职工医保参保人均可凭定点医疗机构处方或互联网医院处方,至参保所在统筹区指定医保定点零售药店刷卡,购买慢性病相关药品,全面实施医保慢性病药品第三方配送服务。2020年,平台将第三方配送由基层卫生服务机构向有意愿的定点医疗机构延伸,参保人可线上续方,由医保医师或签约医师开具处方,通过第三方物流配送公司进行药品配送。

(三)主要成效

一是解决了患病群众购药奔波之苦,使他们能够享受基层医疗机构的报销待遇(基层医疗机构医保报销比例高),切实体现医保服务的便民性。二是通过将药品配送与责任医师签约工作有机结合,不仅提升了责任医师的签约率，还协同推动温州市形成了"基层首诊、分级诊疗、双向转诊、急慢分治"的合理有序就医格局。三是有效解决了基层医疗机构药品配备不全、不足的问题，成功实现了从医生开具处方、执业药师审核、处方平台智能审方分配、物流配药送药、患者签收药品，到提供全面药事服务的全流程慢性病处方服务体系建设。

温州市慢性病处方流转平台加快推进了"健康温州"的建设，从医保层面建立了温州市患者用药保障体系，提高了群众慢性病保障水平，并受到浙江卫视、温州新闻网等多家头部媒体的连续报道。报道重点强调国新健康携手温州市医保局在"互联网+医保领域"持续推进便民惠民服务项目，为民办实事，为民众解决实际问题。

第二节 健康管理服务

随着人口老龄化的不断加深和疾病谱的变化，慢性非传染性疾病已成为当前影响我国人民健康的首要风险因素。据统计，截至2021年年底，我国65岁及以上老年人口占总人口比重已达14.2%，且预计到2030年，这一比例将超过20%。更为严峻的是，在这个庞大的老年群体中，有近1.5亿人患有慢性疾病。因此，人口结构的老龄化趋势无疑将对慢性病相关的医疗服务体系造成不小的冲击。"十四五"以来，《中华人民共和国国民经济和社会发展第十四个五年规划和2035年远景目标纲要》《"十四五"全民医疗保障规划》等一系列政策文件均对深入开展慢性病防控管理工作做了进一步规划部署，指出要强化慢性病预防、早期筛查和综合干预，提升慢性病管理水平。《"健康中国2030"规划纲要》提出要使城乡居民享有均等化的基本公共卫生服务，加强重点人群健康服务，全面建立成熟完善的分级诊疗制度，全面推进医保支付方式改革，规范和推动"互联网+健康医疗"服务。

一、东营市医共体"医药险"闭环慢性病管理服务项目

（一）基本情况

2023年，山东省东营市河口区医共体集团正式启动了慢性病管理中心的运营项目。该项目由东营市医保局牵头，携手东营市人民医院、河口区医共体集团等单位，依托国新健康提供的技术和运营服务支持，打造区域医共体"医药险"闭环慢性病一体化管理服务体系。该系统旨在全面覆盖慢性病人群的在线咨询、在线复诊、在线随访、健康管理、健康宣教、送药到家等业务流程，向河口区的患者提供慢性病管理数字化综合解决方案。通过构建"线下实体+线上平台"模式，体现"互联网+医疗"理念，实现慢性病人群院内、院外的"医药险"闭环全流程管理。在线下方面，河口区的医院在院内专门划分出慢性病管理中心场所，进行门诊慢性病病人的诊断、检查、检验、治疗以及药品处方开具等工作，同时搭建处方流转平台，为处方开具后的处方流转、药品供应、用药审核、医保结算、药品配送、慢性病随访、健康宣教等业务流程提供保障。在线上方面，河口区医院推出的慢性病互联网服务平台不仅与院内医疗资源紧密相连，还成功引入了包括北京市在内的其他地区优质医疗资源，通过远程接入专家，为患者提供网络会诊、在线诊疗、健康产品推荐、健康宣教等健康管理综合服务。

（二）解决方案

解决方案包括一个平台、两大中心和三类服务。项目通过建设慢性病管理中心、慢性病中心药房和慢性病服务平台，整合医疗、医保、药品和院外管理功能，适应门诊支付方式、门诊双通道药店等重大改革举措，解决人民群众在慢性病诊疗过程中的断点和难点，提供线上、线下结合的一站式服务。

1. 一个平台

慢性病服务平台充分运用信息化、数据化和智能化手段，连接慢性病管理中心、慢性病中心药房以及第三方服务机构，提供全面的信息技术支持。支持对慢性病患者在线咨询、在线复诊、智能随访、健康管理、健康宣教、药品配送等业务的全流程管理。慢性病服务平台通过智能化、系统化管理，解决了传统慢性病监测管理中效率低、数据孤立，以及缺乏闭环管理、动态跟踪、评价体系的痛点问题。

2. 两大中心

（1）慢性病管理中心

落实慢性病管理责任主体，在区域龙头医院牵头设立慢性病管理中心，配备由慢性病医生、药师、健康管理师等组成的专业团队。把慢性病患者的问诊、取药等服务从医疗机构日常门诊中剥离出来，实现医生开方、医保结算、患者取药的一站式服务。同时，为门诊慢性病患者提供线上服务，及时解决院外问题。慢性病管理中心服务延伸至基层，提升基层诊疗与服务能力，形成闭环管理。

（2）慢性病中心药房

统筹药品的供应保障工作，慢性病中心药房通过处方流转的方式承接慢性病管理中心的药品保障工作，提供药品供应、用药审核、药品配送等服务。一是慢性病中心药房搭建医疗机构与患者之间信任的桥梁，让患者享受药品配送到家等便捷服务，打通药品配送"最后一公里"。二是提供"智能审核＋人工审核"服务，由专业药师对处方进行审核，保证了慢性病患者用药的合理性、安全性，为医保基金的监管提供安全保障。三是慢性病中心药房通过统一慢性病药品采购管理，保障慢性病药品的种类丰富性、获药及时性，进而提高患者的治疗依从性。

3. 三类服务

通过一个平台和两大中心的建设，构建了"互联网＋"医保、医疗、医药的"三医"联动机制，可以为患者提供三大类服务，即医保服务、慢性病服务、处方服务。医保服务指打通了医保在线结算与在线经办业务流程，方便患者足不出户即可享受医保的便利。慢性病服务指通过慢性病医生、药师和健康管理师的管理，患者可在线上和线下获得连续专业的慢性病管理服务，解决日常的慢性病问题。处方服务指通过慢性病中心药房的支持，为患者提供线上和线下的用药保障。

（三）主要成效

截至 2023 年 9 月，服务已覆盖河口区 20 万人口，服务慢性病患者共 8 096 人次，在线管理患者 600 余人，电话随访 771 人次，慢性病患者满意度达到 99.8%。此外，东营市人民医院慢性病管理中心已筹建完成，预计 9 月底投入使用，服务能力和服务范围将进一步提升。一是以慢性病管理中心为载体，探索一体化、全流程、线上和线下结合的管理机制，形成慢性病管理的东营模式。二是落实病前预防措施，以达到小钱防大病、节约医疗费用支出、减轻患者负担的目的。三是依托慢性病管理，推进医疗领域的多元化发展，结合大数据、人工智能、物联网等技术的应用，在实现医疗经济可持续发展的同时，为患者提供更好的医疗服务，提升人民群众对于慢性病管理的获得感、幸福感与满意度。

二、"职工益康"健康管理服务平台

（一）基本情况

为深入贯彻落实《"健康中国 2030"规划纲要》《"十四五"全民医疗保障规划》中以人民为中心的发展思想，响应中华全国总工会关于发布提升职工生活品质的号召，为深入满足广大职工日益增长的健康管理需求，国新健康以数字化服务为依托，提供"职工益康"健康服务，旨在打造数字化一站式职工健康解决方案。该平台以提供优质的医疗、健康评估和运动健康等综合服务为核心，致力于全方位满足职工健康管理的需求，最大化提供便捷高质量的健康服务；同时赋能工会科学组织与管理健康活动，打造企业健康文化，实现高质量发展。

（二）解决方案

1. 健康测评及早癌筛查服务

平台提供综合健康评估及七大常见癌种风险测评。职工可在"职工益康"微信小程序内自行填写健康问卷，根据问卷测评结果选择适合的早癌筛查套餐，通过基因甲基化检测及早预知健康风险并在需要时早干预、早治疗。

2. 线上线下整合医疗服务

针对职工医疗需求，平台提供优质线上线下医疗服务，解决职工面临的急迫医疗问题。"职工益康"平台提供视频医生在线问诊、线上三甲医院专家问诊、线下三甲医院挂号协助及在线视频心理咨询四大核心功能，同时配套线上开方及药品购买、配送等功能。视频医生在线问诊模块提供的 7×24 小时不限次数、不限时长的问诊服务可以在9秒内接通，拥有平均11年临床经验的自建全科医生团队可以为企业职工在需要时提供高效高质的医疗服务。除线上医疗服务外，若有职工需要线下挂号，平台可以提供线下就医协助服务，就诊医院覆盖了全国6 600多家综合医院，其中包括1 500多家权威三甲医院，加速解决职工的相应需求问题。

3. 日常健康管理及工会活动管理服务

针对职工日常健康管理，提供与奥运冠军相关的科学运动膳食指导。平台引入奥运冠军资源，通过和奥运冠军面对面，向所有职工普及体育锻炼和健康饮食的相关知识。

"职工益康"平台除用户端之外，还提供企业管理端。企业管理端由企业指定管理人进行统一管理和维护，支持一键导入职工基本信息，并进行统一分类管理，助力管理人员高效录入数据。企业管理端平台提供丰富的活动模板，包括体育活动、节日活动以及各类讲座活动等，可根据企业的需要进行搭配和选择，继而进行健康活动发布，支持线上互动交流，打造企业健康社区。企业管理端也可以立体展示职工健康数据，包括慢性病职工的分布情况、健康评分、检测项目统计等信息，为企业提供有效的健康管理工具。

(三) 主要成效

目前,通过入驻知名央企单位,"职工益康"平台为上千名用户提供了优质服务,显著提升了职工的医疗便利性,有效缓解了"挂号难"问题,大幅缩短了三甲医院医生问诊的等待时间,增强了企业职工参与健康活动的黏性,进而健全企业职工的福利保障体系。"职工益康"将继续秉承为企业职工的健康保驾护航的使命,不断推陈出新,持续优化服务内容,以满足不断变化的健康市场需求。

第三节 健康保障创新服务的影响

一、助力"三医"协同改革

"三医"协同发展,不仅需要"三医"做到各循其道、各守其规、各展所长、各尽所能、各得其所;也需要"三医"之间相互支持、良性互动、共同发展。只有采取得力措施推进"三医"有效协同、有序协同,才能够形成符合国家利益的大格局。医药分离改革长期以来都是"三医"协同改革中的难点和痛点,建立处方流转平台的目的正是将原本由医院药房承担的药品供给与药事服务等职能逐步转移至以社会零售药店为核心的多元化药品流通体系中,以此全面满足患者的购药需求,从而实现医药分离,有效改变"以药养医"的传统模式。国新健康在温州市试点建设的慢性病处方流转平台成功实现了从医生开具处方、执业药师审核、处方平台智能审方分配、物流配药送药、患者签收药品,到提供全面药事服务的全流程慢性病处方服务体系建设,从医保层面建立了温州市患者用药保障体系,成为推进"健康温州"建设的积极助力。

二、提升健康管理服务能力

健康管理服务是涵盖预防、治疗、康复的全周期闭环服务体系，其服务对象不仅涵盖政府、医疗机构和医药企业，也拓展到了家庭和个人层面。在人口老龄化加速和疾病谱变化的大背景下，我国健康治理的重点正在逐渐由"以治病为中心"向"以健康为中心"转变，全社会的健康素养和健康保障意识都在逐步提升，慢性病管理/健康管理服务将在未来成为公众健康保障的刚性需求，并成为拉动消费增长和升级的关键环节。基于互联网与大数据工具的健康管理服务，能够整合互联网门诊特殊疾病和慢性病评审、"互联网+慢性病管理"服务、家庭医生服务、医保支付方式改革服务及流程监督服务，有效提升了基层医疗机构的健康服务管理水平，为患者提供更加快捷方便的慢性病就医渠道和管理服务。例如，山东省东营市以国新健康所提供的技术和运营服务为支撑，打造了区域医共体"医药险"闭环慢性病一体化管理服务体系，有效提升了属地医疗机构的慢性病管理服务能力和服务范围，也增强了当地群众的获得感、幸福感与满意度。

三、推进健康产业生态圈构建

"健康中国"国家战略明确提出要将健康产业打造成为国民经济支柱性产业。实现健康产业高质量、可持续发展的关键在于深化数字化转型，推进健康产业生态圈构建，形成健康服务产业集群。以云计算、大数据、移动互联网等为代表的信息数字化技术已广泛应用于健康产业的各个领域，不仅加速了传统健康产业转型升级，也推动了健康大数据、智慧健康管理等新兴业态应运而生。当前，以国新健康为代表的健康保障服务机构主要立足于自身用户资源和生态合作网络，通过专业化服务能力及大数据、人工智能等技术应用，为商业保险公司及社保与商保合作项目提供直付理赔、理赔风控等产品及解决方案，为提升保险机构在健康生态圈中的专业化服务能力提供了技术支持。此外，依托于资本合作，健康产业中的优秀企业还可以进一步实现资源整合，增强企业竞争力。例如，国新健康投资了以肿瘤大数据及单病种质控闻名的北京壹永科技有限公司，参股了肩负国家医疗医药应急保障平台建设重任的中资医疗医药应急保障平台有限公司，并与中国人民健康保险股份有限公司、华为技术有限公司、北京妙医佳健康科技集团有限公司等建立了战略合作伙伴关系，不仅进一步完善了其战略布局和业务布局，也为促进行业可持续发展起到了一定的推动作用。

第七章
对国新健康的基本评估

企业参与健康中国建设既是健康中国战略的重要内容和现实要求，也是推进健康治理现代化与深化医疗保障制度改革的重要推动力。近年来，以国新健康为代表的一大批市场主体积极投入大健康产业，推动健康中国建设走上了可持续发展的道路。本章构建了政策环境、市场环境、行业贡献以及企业自身发展四维指标体系，用来评估以国新健康为代表的市场主体参与健康中国建设的总体成效。

第一节 政策环境

完备的政策体系是企业参与健康产业发展的前提条件之一，对构建完备有效的健康产业体系、培育有特色的健康管理服务产业、发展健康服务新业态等系列任务具有重要意义。

一、企业参与健康中国建设的政策环境初步形成

从党的十八大到党的二十大，健康中国建设全面推进，基本形成了有利于企业参与健康中国建设的政策支持体系。这些健康产业政策以公共卫生服务和医疗服务为重点，也涉及医疗保障、医药政策、养老政策以及其他相关政策，不仅对大健康产业发展作出了宏观战略规划，也涉及各具体领域的行动方针。

在宏观规划上，国家制定了以《"健康中国2030"规划纲要》《中共中央关于制定国民经济和社会发展第十四个五年规划和二〇三五年远景目标的建议》为指导的统领性文件。在具体内容上，构建起了包括《健康中国行动（2019—2030年）》《国务院关于实施健康中国行动的意见》《"十四五"国民健康规划》《中共中央 国务院关于深化医疗保障制度改革的意见》《医疗保障基金使用监督管理条例》《国家医疗保障局关于印发DRG/DIP支付方式改革三年行动计划的通知》《国务院办公厅关于促进"互联网+医疗健康"发展的意见》《"十四五"优质高效医疗卫生服务体系建设实施方案》《国务院办公厅关于推动公立医院高质量发展的意见》《公立医院高质量发展促进行动（2021—2025年）》《"十四五"国家药品安全及促进高质量发展规划》《促进健康产业高质量发展行动纲要（2019—2022年）》等多项具体政策在内的较为完整的政策体系，为健康产业的健康发展奠定了政策基础。

二、现有政策体系的成效

现有健康产业政策体系从总体上明确了企业参与健康中国建设的目标、基本原则和发展方向。

作为推进企业参与健康中国建设的纲领性文件，《"健康中国2030"规划纲要》（简称《纲要》）将"健康中国"上升为国家重要战略，将"普及健康生活、优化健康服务、完善健康保障、建设健康环境、发展健康产业"作为重点内容进行推进，为企业参与健康中国建设实践提供了政策依据和行动指引。《纲要》在健康生活、健康服务、健康保障、健康

环境、健康产业等关键内容中，要求"坚持政府主导与调动社会、个人的积极性相结合"，明确了企业参与健康中国建设的各个方面以充分发挥其积极性是必要的，"建立起体系完整、结构优化的健康产业体系，形成一批具有较强创新能力和国际竞争力的大型企业，成为国民经济支柱性产业"也是已经明确规定的发展目标。《纲要》还明确了"共建共享、全民健康"的基本原则，要求统筹社会、行业和个人以形成维护和促进健康的强大合力，"要促进全社会广泛参与"，"调动社会力量的积极性和创造性"，充分表明作为社会力量的市场主体在努力实现"发展健康产业"的战略任务过程中必将、必须在"多层次、多元化的社会共治格局"中发挥重要意义。

从具体内容来看，现有健康产业政策体系政策涉及公共卫生、医疗、医药、健康保障以及养老等诸多领域，一系列政策体现了国家对居民健康的重视，对健康事业的支持，也为健康产业发展提供了方向引导与有利条件。例如，《健康中国行动（2019—2030年）》中提出要"发挥第三方组织作用"对行动实施进度和效果进行监测评估，市场主体参与健康中国建设的范围进一步拓宽。《国务院关于实施健康中国行动的意见》中明确"国有企业特别是中央企业"在健康产品供给中要发挥"表率"作用，强调了国有资本在健康中国建设中的重要责任和巨大能量。《促进健康产业高质量发展行动纲要（2019—2022年）》在建设健康产业的基础上要求统筹发展、突出重点、优化结构，以"充分发挥市场在非基本医疗领域配置资源的活力"，明确要以"创新驱动作为健康产业发展的重要战略基点"，要以"内涵丰富、结构合理的健康产业体系"为工作目标并提出了10项重大工程。《"十四五"国民健康规划》进一步要求不断提升健康产业发展水平，明确2025年要实现健康服务业总规模超过11.5万亿元，尤其强调了国有经济在国民健康水平提升中的重要作用。"慢性病在线复诊、处方流转、医保结算和药品配送"等也作为重点发展内容被提及。国新健康正是在上述政策的指导和支持下作出了有益的实践探索。

三、现有政策体系的不足

在健康中国战略支持下,国家的一系列政策对健康产业发展进行了有效支持,然而,这些政策系统性不足,仍存在一些关键问题亟待解决。

一是对健康产业的产业边界和具体范畴没有明确规定,难以从国家层面对健康产业进行科学规划,进而影响健康产业的规范运行。健康产业涉及医药、养老、体育、旅游、地产、保险等众多细分行业,健康产业体系构建的前提是厘清健康产业的内涵、外延和产业边界。然而,目前学界、政策层面和实践层面对健康产业的边界界定尚未形成统一认识。这也导致无法形成统筹健康产业发展的专业职能部门,在健康产业发展热潮中,各省、市一哄而上,出现了许多重复建设、无序开发现象。进一步地,由于缺乏有效的法律保障和部门监管,健康产业在产品标准、服务规范和产业机制等诸多方面尚不健全,恶性竞争和欺诈行为时有发生。[①]

二是健康大数据的开发利用还缺少必要的政策依据。在健康产业中,近年来以健康领域信息化、数字化、智能化为代表的新兴业态发展迅速。大数据在健康领域的应用日益广泛和深入,预示着它将为中国乃至全球健康产业带来一场大变革,开创新的产业格局,并提供无数新机遇。从宏观角度看,这些新技术、新产业形态为发展转型中的中国经济提供了新动能,有助于提高国家在健康领域的核心竞争力;从中观层面分析,它们深刻影响着健康市场的格局,有助于形成产业新生态,提升企业的创新活跃度;从微观层面看,大数据的应用与个人健康、医疗保险、健康消费等日常生活息息相关。2015年8月,《国务院关于印发促进大数据发展行动纲要的通知》(国发〔2015〕50号)发布。随后,国务院、国家卫生健康委相继发布了多项政策,以促进各省、市政府将健康医疗大数据提升至战略层面。在顶层政策推动的同时,各类细节管理办法也需要及时跟上市场发展。然而,由于个人健康数据具有高度敏感性,数据使用存在存储零散、标准不一、质量参差不齐等问题,且健康大数据

---

① 张家彬,张亮,纪志敏. 大健康产业的发展桎梏与纾困路径[J]. 江淮论坛,2022(2):59–64.

行业发展面临法律滞后、监管缺位、道德和伦理等方面的顾虑，产业部门在此领域进行研发投入时十分谨慎。针对这些障碍，应尽快研究有效的解决措施，才能充分利用大数据提供的机遇。①

第二节　市场环境

市场环境的变动为企业发展带来了机遇和挑战。健康中国战略确立了以人民健康为中心的长远发展目标，企业参与健康中国建设以满足人民健康需求为导向，市场前景广阔。然而，供给侧结构失衡仍是制约我国健康产业发展的主要问题，数字化转型开发不足也是健康产业当前面临的突出问题。

一、我国健康产业市场前景广阔

"以人民健康为中心"的大健康理念决定了中国健康产业的发展目标——满足人民对健康的需求。随着人口老龄化的加速及人民生活水平的不断提高，人民群众对健康服务的需求持续提高，也为企业参与健康中国建设带来新的发展机遇。

我国健康产业以满足人民群众不断增长的健康需求为发展目标，展现出广阔的市场前景。一方面，人口老龄化的加剧以及慢性病负担的加重，迫切要求优化医疗服务体系。我国是世界上唯一一个老年人口超过1亿的国家，老年护理已成为我国社会的"刚需"，解决老年护理的供给不足，保障高质量老年生活是人民日益增长美好生活的重要组成部分。通过信息化手段介入来优化医疗保障体系、促成养老模式的创新发展，实现"老有所养"和"智慧养老、品质养老"，能够在极大程度上缓解由人口老龄化及慢性疾病等带来的医疗服务压力。另一方面，随着经济发展水平的不断提升，居民对医疗服务的支付意愿与能力也在持续增强。

---

① 王忠，等.健康大数据产业发展与隐私规制［M］.北京：社会科学文献出版社，2021.

2015年，我国卫生总费用占GDP的百分比首次接近国际平均水平，并保持了较强的内生增长动力。随后的新医改政策进一步聚焦医疗卫生，着力打造社会民生基础设施。2020年，我国卫生总费用占GDP的百分比首次突破7%，这标志着全社会的健康意识正在逐步提升，医疗卫生健康产业的规模也在持续扩大。居民对医疗保健、医疗诊疗的付费意愿与消费能力持续加强，在排除偶发因素后，自2016年起，我国医院诊疗人次呈稳步上升态势，特别是在2019—2020年间，细分卫生费用中的次均门诊费用和人均住院费用，无论是在价格还是同比增长率上，都有所提升。随着居民健康消费需求的全面释放，我国将成为全球增长最快、规模最大的健康服务市场，有望保持年均20%左右的增速。巨大的潜在消费市场与扩大的服务供给将刺激健康产业成为下一个经济增长点。信息化手段进一步提升了医疗服务质量与水平，有助于满足人民群众不断增长的健康服务需求。

在健康中国战略全面推进的大背景下，企业也迎来了新机遇。与传统产业相比，健康产业出售的不是单一产品，而是为人们提供健康生活解决方案，进而为企业的经营创造了更大的发展空间。健康产业已成为发达国家带动国民经济增长的强大动力。据统计，在目前全球股票市值中，健康产业相关股票市值约占总市值的13%。[①]随着新一轮医改的不断推进，我国健康产业也得到了长足稳健的发展，逐渐形成独具特色的模式，以药品、保健食品、营养补充剂、医疗器械、保健用品、中医保健养生、健康体检咨询、预防康复健康管理为理念的大健康产业链条已初具规模。2010年以来，我国健康产业的复合增速高达19.4%，约是全球增速的5倍。

二、市场结构失衡制约健康产业发展

随着互联网、信息技术、大数据等新技术与健康产业的融合，越来越多企业在健康中国建设的大背景下，进入健康产业领域。一是传统

[①] 中国国际经济交流中心.中国经济分析与展望（2017—2018）[M].北京：社会科学文献出版社，2018.

健康产业企业。这些企业为了扩大产业版图，纷纷提出各自的健康产业战略规划，并基本形成了产业链模式。例如，江中集团依托"中药食品化"，以非处方药（OTC）为基础大力发展保健品和功效食品；双鹭药业、复星医药、康美药业、云南白药、广药集团等传统制药巨头也跨界进入了大健康产业；诸多保健品企业比如汤臣倍健、碧生源等开始布局电子商务。二是互联网企业。例如，2013 年"百度健康"上线，通过开放大数据引擎，接入了各行各业的信息系统，利用大数据工厂和"百度大脑"进行数据加工整理；2014 年年初阿里巴巴斥资 10 亿元投资医疗产业网上第三方平台河北慧眼医药科技有限公司 95095 医药平台，获得了第三方网上药品交易牌照；腾讯通过入口方式进入大健康产业，2014 年以 7 000 万美元投资丁香园，以 1 亿美元收购挂号网，并向缤刻普锐（北京）科技有限责任公司投资 2 100 万美元、向邻家医生网站投资数百万元。三是房地产金融企业。2015 年恒大互联网社区医院在广州市正式亮相，恒大原辰医学美容医院在天津市开业；中国平安旗下的线上到线下（O2O）健康医疗服务平台平安好医生将实时问诊时间延长至 7×24 小时，全年提供健康咨询服务，从而成为国内第一家推出全天候在线问诊服务的移动医疗平台。四是创业企业。2014 年，女性健康管理类手机 App 大姨妈成功完成了由策源创投领投，由红杉资本和贝塔斯曼跟投的 C 轮融资，融资金额为 3 000 万美元，这是国内女性健康管理类手机 App 最高的融资金额。在资本潮流的推动下，好大夫、春雨掌上医生、杏树林、咕咚网等也都已经成长为在各自领域崭露头角的移动医疗企业。①

虽然众多企业涌入健康产业，但整体来看，该行业集中度偏低，小型企业占据多数，导致产值相对较低，且在国际分工中处于低端位置，行业发展瓶颈较为突出。以医疗器械行业为例，我国企业的市场集中度较低，国内市场主要由跨国企业产品占主导地位，特别是在医学影像设备等领域，其市场份额超过 75%，国内有 3/4 的三甲医院倾向于采购进

---

① 文玉春.跃迁：新时代中国产业升级路径与投资布局［M］.北京：社会科学文献出版社，2018.

口设备。总体上,医疗装备产业仍由国外跨国公司主导高端价值链,国内只有为数不多的几家企业能进入高端产品市场,但它们仍存在同层次技术水平的产品重复性高、同质化竞争严重,以及缺少产业分工和上下游产业链协同发展的问题。在其他领域,优质健康产品和服务供给不足的问题同样突出。例如,健康管理服务仍以体检为主,针对健康和亚健康人群的专业性、规范化的健康咨询与管理服务仍处于起步阶段,且部分机构存在过度体检等问题;社会办医机构主要以提供中低端医疗服务为主,其综合实力和核心竞争力不强;商业健康保险产品较为单一,针对特需医疗、药品、医疗器械和检查检验服务的健康保险产品比较缺乏。

三、数字化转型开发不足导致行业发展整体滞后

近年来,在新兴的健康产业细分领域中,健康数字化行业展现出了强劲的增长势头,其市场年均复合增长率超过35%,发展潜力巨大,并已成为创业与投资的热点领域。大数据技术在健康医疗行业的应用,逐步从体系搭建、机构运作、临床研发、诊断治疗到生活方式管理等诸多方面为其带来变革性改善。特别是随着数据采集技术的成熟,健康大数据呈现出井喷式增长态势,数据价值急需被挖掘。国际商业机器公司(IBM)数据显示,全球大健康数据规模正以48%的年增长率持续扩大。在院内数据方面,中国医院协会信息管理专业委员会(CHIMA)2016年的统计数据显示,医院管理信息系统的普及率已达到70%至80%,且集中于三级医疗机构,大量健康医疗数据的积累为算法的搭建提供了基础。

我国拥有丰富的健康数据资源,但受数据共享、技术瓶颈、经验积累及服务体系等多重障碍的制约,健康大数据产业的发展仍落后于先发国家,面临着数字化转型开发不足的突出问题。从市场层面来看,我国健康数字化行业的市场集中度仍然较低,尽管各类厂商在细分赛道各占据一席之地,但因资源分散而难以形成规模优势。由于客户需求繁杂,单个厂商无法覆盖所有场景,因此常见的销售模式是大型软件企业

集成中小企业产品模块、以"龙头带小角"模式切入市场；互联网巨头、跨界大型企业通常会基于其自身资金与技术的雄厚实力，从智慧城市等大型项目切入，再将业务分包给健康行业的厂商，以实现资源整合与置换。在产品层面，随着健康数字基建的逐步完善，软件及服务方面的投资占比正逐渐攀升。以国新健康为例，公司围绕医药卫生行业信息化、数字化、智慧化，以健康大数据的聚、通、用为主线，主要提供医保控费服务、医疗质量安全服务和药械监管服务，为健康中国建设和"三医"联动改革提供技术保障服务。然而，新兴的健康数字化产业由于投资风险较高、赢利能力不足，目前尚缺乏可持续发展的商业运营模式。国新健康2021年的年度报告显示，其当年营业收入约为2.5亿元，比上年增长了21.77%，但是它近三年的净利润均为负值，亏损主要来自其业务占比最高的医保业务。如何提高企业利润率，实现可持续发展，是推进企业参与健康中国建设必须尽快解决的关键问题。

第三节　行业贡献

企业参与健康中国建设，不仅在微观上从供给侧推动了健康产业供给效率的提升，在中观上促进了基于多元主体的竞争性市场的构建，也在宏观上推进了我国健康治理新格局的形成。

一、微观层面：提高了产品和服务的供给效率

健康中国建设涉及健康生活、健康服务、健康保障、健康环境、健康产业等诸多领域，仅凭传统的政府公共服务提供方式已难以满足人民群众日益增长的对各类健康服务与保障的需求，也难以契合大数据时代公共部门在健康治理方面的新要求。企业参与健康中国建设，不仅有助于推进行业创新，提高健康服务管理能力，提升医疗服务质量，而且还推进了我国大健康产业自身的良性发展。

以国新健康为例，其业务板块主要涉及数字医保、数字医疗、数字医药三大领域。国新健康自进入医疗卫生行业以来，利用互联网、大数据、人工智能等信息技术提供医保基金监管服务、医疗质量安全服务和药械监管服务，研发与开创了多种信息化系统，在医保综合管理服务方面积极开拓创新，促进了行业良性发展。在提高健康保障管理服务能力方面，国新健康深度参与了全国多个地市的 DRG/DIP 医保支付方式改革，并承建了贵州、湖南等 9 个省份的支付方式管理和基金智能监管相关子系统，提升了医保治理体系和治理能力现代化水平。在政策驱动公立医院改革的背景下，国新健康以其医院大数据医疗运营管控服务，助力医院构建在复合付费方式改革政策条件下实现医院收益、成本、服务、质量最优均衡的精细化管理方案，即在保证医疗质量的前提下，合理优化医疗成本，帮助医院获得良好的经济效益与社会效益。在数字医药方面，国新健康构建了"互联网＋政务服务"一体化平台和"智能＋"审评审批系统，提供"互联网＋药品监管"应用服务和药品监管全生命周期数字化治理服务。这些服务一方面推动了药品监管的数字化转型及药监系统的信息化建设，另一方面提高了药品监管的管理水平，为药品质量、用药安全提供了有效的保障。更进一步地，《"健康中国 2030"规划纲要》提出要加强健康医疗大数据应用体系建设。国新健康作为一家深耕健康数字化产业的领先企业，积极推进健康医疗大数据应用，在一定程度上也为健康中国建设提供了可靠的技术支撑。

二、中观层面：促进了竞争性的服务市场构建

市场机制有利于优化资源配置。企业参与健康中国建设，有助于充分发挥市场竞争机制的作用，优化健康服务，完善健康保障，发展健康产业。

改革开放以来，我国在健康服务、健康保障和健康产业等领域取得了快速发展，但同时也存在着发展不平衡不充分的问题。例如，在健康服务与健康保障领域，民营资本进入门槛高，健康服务发展不充

分；在健康产业方面，社会资本集聚在医疗器械与药品流通领域，健康产业的其他领域发展并不充分。这些问题的主要根源在于政府与市场职责不清。因此，在健康中国建设过程中，要协调和处理好政府与市场的关系，坚持"政府主导与市场驱动、政府监管与市场调控"相结合。政府的介入对于在健康中国建设过程中破解自然垄断、消除信息不对称、应对外部性问题以及确保公平性至关重要；而市场机制作用的发挥则有利于资源的最优配置，提高健康服务和产品的生产和利用效率。①

在健康中国建设过程中，随着各类社会资本和多元主体的进入，我国正在逐步形成竞争性的健康服务市场。例如，在医疗服务领域，民营医疗机构不仅呈现出数量快速增长的趋势，机构规模也逐步扩大，提供的医疗服务类型更加丰富。在健康养老地产领域，绿地集团、国投集团、华润集团、首钢集团、泰康集团等央企、地方国企以及民企相继入局。特别是在健康数字化等大健康产业的新兴领域，不仅有东软、卫宁健康、国新健康、久远银海等传统医疗信息化服务商活跃其中，还吸引了百度、阿里巴巴、腾讯、新浪、京东、金蝶等众多知名互联网企业纷纷加入，为构建基于"互联网＋健康产业"的大数据平台提供了坚实的资金、技术与人力资源支持。为了加快推进健康中国建设，应进一步加大政策支持，鼓励引入更多市场主体和社会资本，通过独资、合资、合作、联营、参股、租赁等方式，参与医疗、养老、保健、体育、生物技术、信息化等服务和产品的供给，以充分构建竞争性的健康服务市场。

三、宏观层面：形成了健康治理新格局

健康中国是健康治理的战略部署，企业参与健康中国建设，促进了健康治理新格局的形成。

长期以来，我国在卫生健康事业的发展过程中着重强调政府的主

---

① 申曙光，曾望峰.健康中国建设的理念、框架与路径[J].中山大学学报（社会科学版），2020，60（1）：168–178.

导作用，相对忽视了公民、企业以及社会组织等多元主体在治理中的作用，也未挖掘社会资本在健康领域的巨大潜力。鉴于健康中国建设是与广大人民群众的福祉息息相关的事业，每个人都负有不可推卸的责任。因此，推动健康中国建设需要充分调动一切能够参与的社会资本与社会力量，共同投身于健康事业的建设与发展中，以形成维护和促进健康的治理合力。① 而健康治理是公共治理的重要内容之一，秉承公共治理协商、合作、共享和多元的理念。从健康领域自身发展的路径来看，从加强初级卫生保健服务到健康促进，再到将健康融入所有政策，充分体现了健康治理的理念变革。近年来，以国新健康为代表的健康服务企业积极开展与政府部门的合作，充分发挥了自身在健康治理中的优势，促进了健康治理新格局的形成。以国新健康为例，自进入健康服务行业以来，它积极与各地政府部门展开合作，助力各地医保支付方式改革措施实施落地。除此之外，国新健康还与商业健康保险公司、信息技术公司、医疗科技公司展开合作，携手共同打造可持续发展的行业生态。

健康治理理念变革其实是健康中国建设中对健康治理体系现代化的要求，即形成以健康中国战略为指导，"共建共享、多元参与、以先进技术为支撑"的医保治理新格局。在这种新的治理格局下，积极推动政府购买服务，科学引入社会力量和市场机制，发挥大数据作用，加强医药服务行业自律，是实现医保治理体系和治理能力现代化的有效路径。② 借助这一有效路径，深化医保制度改革的"坚持治理创新、提质增效，发挥市场决定性作用，更好发挥政府作用，提高医保治理社会化、法治化、标准化、智能化水平"原则也就能得到充分践行，更为重要的是人民群众能够在高效、高质量的医保治理新格局下享受到更多、更优质的服务。

---

① 申曙光，马颖颖. 新时代健康中国战略论纲［J］. 改革，2018（4）：17-28.
② 王琬，詹开明. 社会力量助推医保治理现代化研究［J］. 社会保障评论，2018，2（1）：82-91.

第四节　企业自身发展

健康中国战略实施以来，国家从顶层设计层面提出要大力发展健康产业，强化科技赋能，为企业成长与发展提供了重要动力。特别是近年来，我国医药卫生与医疗保障领域改革持续深化，给企业业务领域的拓展带来了新的挑战，也对企业服务能力的提升提出了新的要求。

一、国新健康在推进健康中国建设中的积极探索

顺应改革方向，进军大健康产业，助力医保精细化管理。2000 年，在互联网信息技术快速发展与医药流通体制改革的大背景下，国新健康的前身——海虹控股抓住发展机遇，实施战略转型，开始布局医药行业，正式进入了以医药电子商务和电子交易业务为核心的健康服务领域，并逐步将业务范围拓展到医保精细化管理服务。2009 年新医改启动后，海虹控股顺应国家改革方向，成功研发了医保基金智能审核平台，并明确了以医保基金智能管理平台为切入点，推动以促进医保基金价值最大化为核心的中国医疗福利管理业务的发展方向。仅 2012 年，海虹控股就与全国 10 个地市的相关政府部门签署了相关协议，推出医保基金智能审核服务。截至 2015 年，医保基金智能审核业务覆盖范围扩至 24 个省份。2016 年，海虹控股首创的 DRG 点数法医保支付方式在金华市落地，帮助金华市推动医保支付方式改革，进一步提升了医保基金的精细化管理水平。

实现股权优化，发挥央企责任担当，为健康中国建设提供技术保障。2017 年，中国国新全面收购海虹控股，成为后者的实际控制人，并于 2018 年正式将其更名为国新健康。由此，原来民营企业出身的海虹控股完成了向央企控股企业的转型，并提出了全力打造"中国健康保障服务体系"的发展战略，将主营业务扩展到医保基金综合管理服务、健康医疗大数据服务、医药福利管理服务、商业健康保险第三方服务、医疗人

工智能服务五大领域。作为健康产业中的大型央企，国新健康在国家积极推动医改的政策背景下，确立了助力医改政策落地、服务健康中国建设的战略方向。2020年以来，国新健康结合国家医改总体要求，在多年业务发展的基础上，紧紧围绕"健康中国"国家战略及"三医"联动改革总体要求，聚焦医保基金综合管理服务、医疗质量安全服务、药械监管服务三大业务方向，形成了数字医保、数字医药、数字医疗三大主要的业务体系。进入新的发展阶段，医改的全面深化更强调改革的整体性、系统性、协同性。"三医"协同改革不仅需要突破体系之间的制度壁垒，也需要依托信息技术支撑创新治理机制，同时为国新健康的业务发展与创新带来新的机遇与挑战。

二、目前探索的不足

构建"共建、共享、共治、共用"的医保大协作体系是全面推进健康中国战略，加速医保治理体系和治理能力现代化的必然要求。随着医保改革的持续深化，医保事业对标准化、精准化、精细化发展的需求愈加强烈。2019年1月，国家医保局发布《关于医疗保障信息化工作的指导意见》（医保发〔2019〕1号），明确了"建设一个系统、搭建两级平台、提高三个水平、突出四类应用"的全国医保信息化总体规划和部署，即建设全国统一医保信息系统，搭建国家医保信息平台和省级医保信息平台，支撑提高全国医保标准化、信息化和智能化水平，重点推进公共服务、经办管理、智能监管、分析决策四类医保信息化应用。截至2022年9月，全国统一的医保信息平台已基本建成，在全国31个省份和新疆生产建设兵团全域上线，有效覆盖约40万家定点医疗机构、约40万家定点零售药店，为13.6亿名参保人提供优质医保服务。[①] 目前，国家医保信息平台主要包括医保智能监管、药品和医用耗材招采管理、宏观决策大数据应用等涉及公共服务、经办管理、智能监管、分析决策四大类14个业务子系统，为医保工作的落实奠定了基础。

---

① 孙秀艳.全国统一医保信息平台建成［N］.人民日报海外版，2022-05-12（4）.

医保大协作体系的构建为国新健康的发展带来了新的挑战与机遇。国新健康深耕医疗信息化领域多年，作为诸多地方医改实践的重要参与者，积累了丰富的地方项目实施经验和资源优势，这是其竞争优势所在。然而，出于某些历史原因和政策原因，国新健康的这些优势主要植根于医保政策地方统筹的制度框架内。随着医保统筹层次的提升和医保大协作体系的构建，如果国新健康仍将业务重点集中于地方项目的开发，未能与国家战略目标同步，必将因为滞后而失去发展机会，此前的优势也会荡然无存。当前，虽然诸多改革政策仍在持续调整之中，但改革的大目标、大方向、大框架都已经明确。在此背景之下，国新健康亟须顺应国家改革方向主动作出适应性和前瞻性调整，以推动中国特色医疗保障事业高质量发展为目标，立足于国家统一的信息化平台建设，进一步深化对健康大数据的开发和利用，通过数字化和智能化赋能提升医保信息化服务能力。实际上，医保大协作体系破除了以往的部门壁垒和区域分割，确立了全国标准统一、网络互联、数据共享、协同交互的技术架构，实现了资源的纵向整合和横向联通，也为国新健康的发展带来了更为有利的技术支撑环境。

第五节 基本结论

全面评估以国新健康为代表的市场主体参与健康中国建设的成效，可以得出如下结论：

一是健康中国战略是重要的国家战略，健康中国战略的全面推进为企业发展带来了无限机遇。在扎实推进共同富裕、迈向中国式现代化的新征程中，健康日益成为人民群众的普遍诉求。全民健康是人民追求美好生活的基础条件，也是全面建设中国式现代化强国的必然要求。在中国式现代化进程日益推进、人民美好生活需要不断升级的背景下，健康中国建设到了全面推进的新阶段。推进健康中国建设是社会各界共同的责任，市场主体在其中发挥着不可替代的重要作用。

二是企业参与健康中国建设初步形成了较为完备的政策支持体系，但政策的系统性仍然不足。作为顶层设计，"健康中国"国家战略的提出，赋予了健康产业更高的要求和更深远的意义。现有健康产业政策体系从总体上明确了企业参与健康中国建设的目标、基本原则和发展方向。然而，这些政策的系统性仍然不足，对大健康产业的产业边界等关键问题还缺少清晰界定，特别是对健康大数据等新技术、新业态的开发利用还缺少必要的政策支持。

三是企业参与健康中国建设有着广阔的市场发展前景，但数字化转型开发不足问题较为突出。从市场环境来看，经济保持中高速增长为我国发展健康产业奠定了坚实基础，消费结构的升级进一步为发展健康管理与健康产业创造了广阔空间。然而，健康行业集中度较低，小型企业数量居多，产值较低，整体处于国际分工的低端，行业发展瓶颈较为突出。特别是受数据、技术、经验及服务等多方壁垒限制，健康大数据产业的发展仍落后于先发国家，面临着数字化转型开发不足的突出问题。

四是企业参与健康中国建设能够积极推动健康产业发展。从微观层面看，企业的高质量投入从供给侧推动了健康产业供给效率的提升。从中观层面看，企业的积极进入促进了基于多元主体的竞争性健康市场的构建。从宏观层面看，以企业和社会组织为代表的多元主体的参与推进了我国健康治理新格局的形成。然而，我国健康产业仍处于初级发展阶段，在体系建设、服务规范、资金与人力资源投入等诸多方面还存在着发展制约，需要从满足人民对美好生活的需求出发，在提高我国健康产业发展速度、扩大发展规模的同时，更进一步提升其发展质量和水平。

五是企业参与健康中国建设，不仅为企业自身的成长发展提供了重要助力，同时也对企业服务能力的提升提出了新的要求和挑战，促使企业及时作出适应性调整。在健康中国建设的大背景下，各种政策红利不仅为企业发展带来了巨大商机，还极大地拓展了企业参与健康服务的范围、广度与深度，为推进企业成长壮大提供了重要助力。特别是在健康数字化转型的推动下，企业的创新能力和服务水平也持续提升，推动了企业的良性发展。当前，健康中国建设全面推进，医药体制改革持续深化，在此背景之下，企业也亟须顺应国家改革方向主动作出适应性和前瞻性调整，以推进医保大协作体系的构建为目标，立足于国家统一的信息化平台建设，进一步深化对健康大数据的开发和利用，通过数字化和智能化赋能提升医保信息化服务能力。

第八章
未来展望

党的二十大召开以来,新时代中国健康产业迈入了一个崭新的发展阶段。基于健康中国战略的总体规划,本章对企业参与健康中国建设的发展前景作出了展望,进而从优化外部政策支持体系与激发市场主体活力两方面提出了促进企业参与健康中国建设的发展建议。

第一节 企业参与健康中国建设的未来图景

一、国家顶层设计为健康产业的发展明确了中长期路径

党的二十大明确提出,新时代新征程中国共产党的中心任务是团结带领全国各族人民全面建成社会主义现代化强国、实现第二个百年奋斗

目标，以中国式现代化全面推进中华民族伟大复兴。健康是幸福生活的重要指标，人民健康是中国式现代化的应有之义，健康中国建设是以中国式现代化全面推进中华民族伟大复兴的内在要求。党的二十大对新时代新征程上推进健康中国建设作出新的战略部署，赋予新的任务使命。从党的十九大报告"实施健康中国战略"到党的二十大报告"推进健康中国建设"，人民健康至上、健康优先发展，是中国式现代化道路的重要特征。党的二十大报告强调，要"把保障人民健康放在优先发展的战略位置"，并提出了"深化医药卫生体制改革，促进医保、医疗、医药协同发展和治理""促进优质医疗资源扩容和区域均衡布局""加强重大慢性病健康管理""深化以公益性为导向的公立医院改革""健全公共卫生体系"等系列举措，覆盖到医疗卫生各个方面的顶层设计，并明确了到2035年建成健康中国、人民生活更加幸福美好的目标任务，为推进健康中国建设规划了脉络更为清晰的路线图。

医疗保障公共管理服务是实现健康中国战略的重要支撑，党的二十大报告进一步明确，要把"基本公共服务实现均等化"作为2035年我国发展的总体目标之一，强调要"健全基本公共服务体系，提高公共服务水平，增强均衡性和可及性，扎实推进共同富裕"。为了促进健康中国战略实施，2020年2月颁布了《中共中央 国务院关于深化医疗保障制度改革的意见》。作为医疗保障领域改革的纲领性文件，该意见明确提出了未来医疗保障制度改革的中长期发展目标，即"到2025年，医疗保障制度更加成熟定型，基本完成待遇保障、筹资运行、医保支付、基金监管等重要机制和医药服务供给、医保管理服务等关键领域的改革任务"，"到2030年，全面建成以基本医疗保险为主体，医疗救助为托底，补充医疗保险、商业健康保险、慈善捐赠、医疗互助共同发展的医疗保障制度体系，待遇保障公平适度，基金运行稳健持续，管理服务优化便捷，医保治理现代化水平显著提升，实现更好保障病有所医的目标"。《"十四五"全民医疗保障规划》进一步明确了"十四五"时期医保改革的任务目标，提出到2025年"医疗保障政策规范化、管理精细化、服务便捷化、改革协同化程度明显提升"，并将智慧医保建设作为了这一阶段的重点工作之一，要求"医疗保障信息化水平显著提升，全国统一的医疗保障信息平台全面建成，'互联网＋医疗健康'医保服务不断完善，医保大数据和智能监控全面应用，医保电子凭证普遍推广，就医结算更加便捷"。

大健康产业作为健康中国建设的五大任务之一，未来有望成为推动国民经济增长的战略性支柱产业，不仅能拉动经济增长，还能提升民众的健康水平。《中共中央关于制定国民经济和社会发展第十四个五年规划和二〇三五年远景目标的建议》对健康产业的中长期发展目标也作出了总体规划，即要深化大健康理念，建立健康管理体系，实施影响群众健康突出问题攻坚行动，推进建设大健康产业基地。《"十四五"国民健康规划》进一步明确了健康产业2025年的发展目标，即"健康产业发展水平不断提升"，"卫生健康信息化建设加快推进，健康服务、医药制造等健康产业持续发展"，健康服务业总规模超过11.5万亿元。而根据《"健康中国2030"规划纲要》确定的目标，到2030年要实现健康产业规模显著扩大，建立起体系完整、结构优化的健康产业体系，形成一批具有较强创新能力和国际竞争力的大型企业，成为国民经济支柱性产业，健康服务业总规模达到16万亿元。可见，国家顶层设计已为大健康产业的未来发展描绘了清晰的蓝图。

二、人民健康需求持续增长为健康产业的发展提供了广阔空间

经济的快速发展推动了人民生活水平的快速提升，这不仅使人们对健康需求的规模日益扩大，还使人们对健康需求的质量提出了更高要求。根据国际经验，当人均GDP超过6 000美元时，通常会迎来一个显著的消费升级阶段，非生活必需品消费将成为主力。自2011年起，我国人均GDP已超过6 000美元。我国居民人均可支配收入持续增长，从2011年的1.46万元人民币增长到2020年的3.22万元人民币。收入的增长促进了居民消费结构的升级，居民服务型消费全面快速增长，我国正逐渐步入服务型消费社会。在此背景下，健康消费需求得到了全面释放。国家

统计局数据显示，我国居民人均医疗保健消费支出从 2017 年的 1 451 元人民币增加到 2021 年的 2 115 元人民币（见图 8-1），人均医疗保健消费支出占总消费支出的比例由 7.6% 上升到 8.8%。[1]

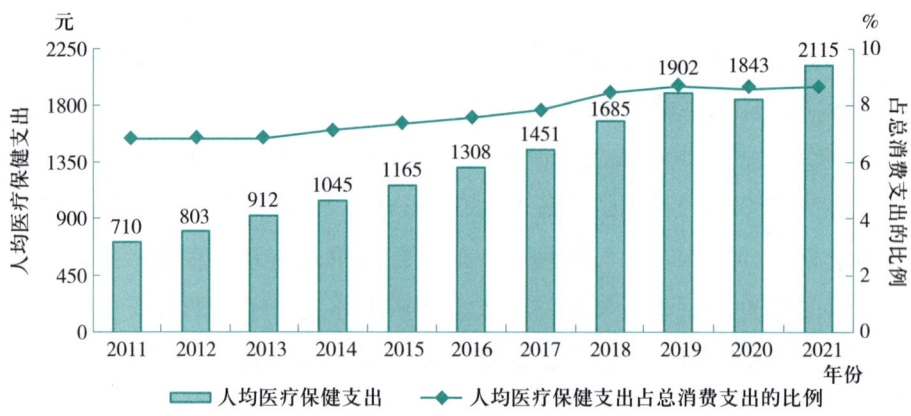

图 8-1 2011—2021 年我国居民人均医疗保健消费支出及占总消费支出的比例
资料来源：《中国卫生健康统计年鉴》，国家统计局网站。

随着中国式现代化进程的推进，人口结构的变化将进一步释放健康消费需求。依照 2035 年成为中等发达国家的要求，可以把人均 GDP 为 20 000～25 000 美元的国家作为一个参照系，随着农业就业比重降低 18.8 个百分点，可释放 1 亿多名非农劳动力，有助于提高潜在增长率；城市化率提高 7.8 个百分点，可使城镇人口增加 1 亿多人，有效扩大城市建设和居民消费需求；居民消费率（消费占 GDP 比重）提高 19.2 个百分点，可以产生巨大的消费增量。此外，老龄化依然是推动我国健康需求增长的重要因素。[2] 据测算，我国 60 岁及以上人口占比在"十四五"期间将超过 20%，进入中度老龄化阶段；到 2035 年左右将超过 30%，进入重度老龄化阶段。

随着人民生活水平的提升与健康意识的增强，维护健康的方式已从有病治病转为无病预防，健康消费需求也从传统的疾病治疗扩展至涵盖

---

[1] 王荣荣，郭锋，张毓辉. 新时期健康产业的高质量发展：挑战、机遇与路径研究 [J]. 卫生经济研究，2022，39（6）：1-3，7.

[2] 蔡昉. 以人口高质量发展支撑中国式现代化 [N]. 学习时报，2023-05-26.

疾病预防、疾病治疗、健康维护与健康提升等多元化、品质化需求。在人工智能、移动互联、大数据等现代信息技术的驱动下，"互联网+"与医疗、体检、健身、食品、保健、旅游等行业相融合，催生了众多新兴消费业态。在此背景下，一系列健康产品与服务应运而生，如个性化医疗、休闲健身、养生保健、健康膳食方案，以及依托数字技术为用户提供有效、精准服务的健康管理平台，这些都已成为新趋势。健康消费模式也从线下逐渐转为线上、线下相融合，一系列的升级变化源于健康消费群体的日渐壮大与健康诉求的更新扩展，这将推动传统健康产业不断转型升级，其未来发展前景十分广阔。①

三、数字化转型为健康产业的发展带来了无限机遇

数字经济具有高创新性、强渗透性、广覆盖性，不仅是新的经济增长点，也是推进产业转型的重要引擎。《中华人民共和国国民经济和社会发展第十四个五年规划和2035年远景目标纲要》明确提出，要加快数字化发展，建设数字中国。《国务院关于印发"十四五"数字经济发展规划的通知》（国发〔2021〕29号）进一步提出我国数字经济发展的目标任务，即到2025年，数字经济迈向全面扩展期，数字经济核心产业增加值占GDP比重达到10%，数字化创新引领发展能力大幅提升，智能化水平明显增强，数字技术与实体经济融合取得显著成效，数字经济治理体系更加完善，我国数字经济竞争力和影响力稳步提升；到2035年，数字经济将迈向繁荣成熟期，力争形成统一公平、竞争有序、成熟完备的数字经济现代市场体系，数字经济发展基础、产业体系发展水平位居世界前列。2023年10月，国家数据局正式挂牌成立。国家数据局的成立有利于强化数据要素制度供给，构建数据流通体系，激活数据生产力，对于构建新发展格局、建设现代化经济体系、构筑国家竞争新优势具有重大意义。

在数字中国和网络强国建设进程中，推进健康数字化建设，实现医保、医疗、医药的数字化转型是必然趋势。大数据、人工智能、区块链

---

① 刘伟，聂蕊.健康中国战略下培育健康消费新业态的路径研究［J］.卫生经济研究，2023，40（2）：1-5.

等数字技术在大健康领域的应用，为构建决策数字化、管理精细化和服务智慧化的医保治理格局提供了新的契机，也为推进"三医"协同改革提供了政策落地的技术支撑。推动"三医"协同发展的核心在于充分发挥医疗保障的战略性购买作用和杠杆效应。通过医保目录谈判、药品及耗材的集中带量采购、医保支付方式改革等，有效驱动医药和医疗体系变革，引导医药价格趋于合理，激励医疗机构持续优化服务质量。秉持促进国民健康的宗旨，将健康融入所有政策，加快普及数字疗法、远程医疗、智慧医疗、智慧医药监管等数字化服务，推动医疗保障、医疗服务与医药产业的数字化转型，促进健康资源的有效配置和医疗效率的提升。通过"三医"良性互动，凝聚各方力量，逐步形成包括疾病预防、健康管理、疾病治疗、护理康复和突发重大疫情救治等在内的全方位、全流程、具有中国特色的健康保障体系。①

第二节 企业参与健康中国建设的发展空间与主攻方向

一、企业参与健康中国建设的发展空间

健康产业是未来中国经济新的增长点。与发达国家相比，中国的健康产业尚处于初级发展阶段，蕴含着较大的发展潜力。当前，健康产业已经成为发达国家促进国民经济增长的强大动力，产业增加值在GDP中的占比已超过15%。据统计，2020年中国健康服务业的市场规模约为8万亿元，仅占GDP的6.5%，这意味着中国大健康产业的未来发展空间仍然很大。市场预测分析，2021—2030年我国大健康产业将迎来真正爆发期。根据张车伟等学者的预测，如表8-1的方案一所示，2025年大健康产业增加值将达到17.4万亿元，占GDP的11.1%；2030年增加值将达

---

① 李亚青. 中国式现代化与医疗保障体系改革［J］. 社会保障评论，2023，7（3）：36-48.

到 29.1 万亿元，占 GDP 的 13.1%。在方案二中，2025 年大健康产业增加值将达到 17.9 万亿元，占 GDP 的 11.4%；2030 年增加值将达到 28.5 万亿元，占 GDP 的 12.9%。①

表 8-1　　大健康产业的增长测算

方案		2016年	2017年	2018年	2019年	2020年	2025年	2030年
方案一	大健康产业增加值/万亿元	6.9	7.6	8.5	9.4	10.4	17.4	29.1
	增加值占 GDP 的比重 /%	9.3	9.4	9.5	9.7	9.9	11.1	13.1
方案二	大健康产业增加值/万亿元	6.9	7.7	8.6	9.6	10.7	17.9	28.5
	增加值占 GDP 的比重 /%	9.3	9.5	9.7	9.9	10.2	11.4	12.9

资料来源：张车伟，赵文，程杰. 中国大健康产业：属性、范围与规模测算[J]. 中国人口科学，2018（5）：17-29，126。

在各地"十四五"规划中，健康产业都成为产业竞争的新高地（详见表 8-2）。北京市提出制订新一轮健康北京计划，推动健康联合体试点。上海市提出坚持人民至上、生命至上，树立大卫生、大健康观念，推进健康上海建设，全方位、全周期保障人民健康。浙江省提出从以"治病为中心"转向以"健康为中心"导向，围绕"医+""药+""养+""健+""智+"五大重点领域，努力打造生命健康科创高地、健康产业制造高地、数字健康发展高地和优质健康服务高地。山西省提出

---

① 张车伟等学者对于大健康产业未来的增长趋势分别基于两种参数假设进行了预测，提出了两种测算方案。GDP 增长率在 2017—2020 年为 6.5%，在 2021—2030 年为 5%，综合物价年均上涨（GDP 平减指数）2.5%。方案一中，大健康产业增加值实际增长率为 8%；方案二中，大健康产业增加值实际增长率高于 GDP 增长率 2.5 个百分点。

全力培育生物基新材料、现代医药和大健康等潜力型新兴产业。甘肃省提出推进中医药健康服务多业态融合发展，推动实施现代中医药大健康产城融合等项目。海南省提出积极推进中医药、现代康复技术与海南省气候资源融合发展，打造中医药健康旅游品牌。"十四五"期间，生物制药、精准医疗、高端康养、远程医护等新型大健康业态不断涌现，产业附加值大幅提高，个性化、智慧化的大健康服务模式持续创新，健康服务与旅游、养老、体育、农业等产业广泛结合，可穿戴设备、智能体检设备、医护机器人等新型健康产品层出不穷，大数据、移动互联网、人工智能等新技术与健康产业深度融合，推动产业链向纵深发展。[1]健康产业作为"大健康"和"预防为主"理念的载体，将成为未来中国最重要的支柱产业之一。[2]

表 8-2 近年来我国部分地区制定的健康产业发展目标

地区	发展对象	发展层次	发展目标
广西	大健康产业	发展规划	战略性支柱产业
云南	生物医药与大健康产业	发展规划	具有云南特色的生物医药和大健康产业
贵州	大健康产业	发展规划	战略性新兴产业
四川	中医药大健康产业	发展规划	国内一流、国际知名的现代中医药健康产业强省
广东	生物医药与健康产业	行动计划	战略性支柱产业
重庆	大健康产业	行动计划	构建具有国际影响力和区域带动力的大健康产业体系

---

[1] 孙一元.国企担纲大健康产业[J].上海国资，2021（11）：52-55.
[2] 潘为华，贺正楚，潘红玉，等.大健康产业的发展：产业链和产业体系构建的视角[J].科学决策，2021（3）：36-61.

续表

地区	发展对象	发展层次	发展目标
福建	健康产业	行动规划	形成内涵丰富、结构合理的健康产业体系
浙江	健康产业	发展规划	培育成为经济转型升级的新引擎和国民经济的支柱产业
江苏	大健康产业	行动纲要	重要的国民经济支柱性产业
湖南	健康产业	发展规划	战略性新兴产业
江西	大健康产业	发展规划	特色鲜明、产品丰富、布局合理的大健康产业体系
河北	大健康、新医疗产业	发展规划	战略性支柱产业

资料来源：潘为华，贺正楚，潘红玉，等.大健康产业的发展：产业链和产业体系构建的视角［J］.科学决策，2021（3）：36-61。

二、企业参与健康中国建设的主攻方向

健康产业的发展能够有效协调健康中国建设的健康效应、社会效应和经济效应。[①]然而，健康产业仍处于不成熟、不完善阶段，尤其是在规模报酬可变的情况下，我国健康产业中除健康服务业以外，其他子行业的平均全要素生产率均处于下降状态。[②]随着我国经济发展进入新常态，健康产业的发展不能仅依赖于国家和社会的高投入，更要发挥市场力量的作用，通过体系和服务结构调整提高服务效益，推进产业高质量发展。[③]

医疗服务与信息技术的融合发展将推动健康产业的新一轮升级。健

---

① 申曙光，曾望峰.健康中国建设的理念、框架与路径［J］.中山大学学报（社会科学版），2020，60（1）：168-178.

② 李江，刘文蕾，梁钰.中国大健康产业全要素生产率分析［J］.中国人口·资源与环境，2015，25（S2）：62-64.

③ 李滔，王秀峰.健康中国的内涵与实现路径［J］.卫生经济研究，2016（1）：4-10.

康数字化建设是健康产业发展的重要新兴领域，也是健康产业实现数字化转型升级的重要驱动力量。发展新兴健康产业，创新健康服务模式，拓展健康产业范围，其根本目的是满足民众的新需求，推进国家的大发展。在"互联网+"时代背景下，健康产业必将吸收互联网、大数据、移动互联等现代信息管理技术，快速发展为新技术革命驱动下的新产业、新业态、新模式，成为新的经济增长点。《"健康中国 2030"规划纲要》明确提出，要积极推进健康医疗大数据应用。具体而言，需要加强健康医疗大数据应用体系建设，推进基于区域人口健康信息平台的医疗健康大数据开放共享、深度挖掘和广泛应用。消除数据壁垒，建立跨部门跨领域密切配合、统一归口的健康医疗数据共享机制，实现公共卫生、计划生育、医疗服务、医疗保障、药品供应、综合管理等应用信息系统数据采集、集成共享和业务协同。建立和完善全国健康医疗数据资源目录体系，全面深化健康医疗大数据在行业治理、临床和科研、公共卫生、教育培训等领域的应用，培育健康医疗大数据应用新业态。加强健康医疗大数据相关法规和标准体系建设，强化国家、区域人口健康信息工程技术能力，制定分级、分类、分域的数据应用政策规范，推进网络可信体系建设，注重内容安全、数据安全和技术安全。加强健康医疗数据安全保障和患者隐私保护，加强互联网健康服务监管。在健康数字化建设中，健康信息标准化建设将是未来发展的重要方向；众多新型的智慧健康应用场景即将涌现，医疗领域的人工智能应用正日益普及；"互联网+医疗健康"向纵深发展，服务体系将更加完善；在网络安全方面，数据安全与应用安全也是未来建设的重点。

第三节 优化企业参与健康中国建设的外部环境

随着健康中国建设的全面推进，我国初步形成了有利于企业参与健康中国建设的政策支持体系，从总体上明确了企业参与健康中国建设的目标、基本原则和发展方向。然而，这些政策的系统性仍然不足，对健康产业的产业边界等关键问题还缺少清晰的界定，特别是对健康大数据等新技术、新业态的开发利用还缺少必要的政策支持。健康产业兼具公共属性和市场属性，需要加强政府引导，从国家层面出台操作性较强的健康产业发展规划，引导和支持企业积极拓展关乎民众健康的新技术、新业态等重点领域，为企业参与健康中国建设提供良好的政策环境。

一、加强健康产业发展规划

开发健康服务业和健康管理，发展大健康产业。[1] 我国传统健康产业在"治疗疾病"方面取得了较大进展，并已形成庞大的健康医疗卫生产业。然而，目前我国的健康产业依旧呈现以治疗为主的产业发展态势，对其延伸性产业链的重视不足。传统的医药行业，尤其是西医，其主要的产品和服务都集中于疾病的诊疗。随着人民群众健康需求的增加以及疾病预防意识的增强，休闲旅游、文化娱乐、健身保健等行业逐渐进入公众的视野。由于缺乏政府的有效引导，这些行业发展水平参差不齐，未能形成以预防为主的产业导向，健康产业的发展难以切实满足人民群众日益增长的健康需求，不利于以预防为主的大健康格局的形成，健康产业的发展亟须改变方向。此外，各相关产业间的内在关联度低，呈松散型发展。这种松散的发展模式不仅阻碍了资源与技术的有效利用，还无法实现健康产业内部的"乘数效应"，难以形成完整的健康产业链。因此，推动传统健康产业向大健康产业转型升级是满足人民群众不断增长的健康需求的主要途径。[2]

大健康产业相较于传统健康产业，更加强调产业的集合与关联产业的融合。大健康产业发展是健康中国战略建设的关键环节。《"健康中国2030"规划纲要》提出从医疗、健康服务、健康管理、健康文化产业和体育医疗康复产业、健身休闲运动产业和医药产业等方面发展健康产

---

[1] 申曙光，马颖颖.新时代健康中国战略论纲［J］.改革，2018（4）：17–28.
[2] 张车伟，赵文，程杰.中国大健康产业：属性、范围与规模测算［J］.中国人口科学，2018（5）：17–29，126.

业，对推进大健康产业发展作出了总体规划。《"健康中国2030"规则纲要》除了强调继续优化医疗、医药等传统健康产业外，特别提出要发展健康服务新业态。积极促进健康与养老、旅游、互联网、健身休闲、食品融合，催生健康新产业、新业态、新模式。发展基于互联网的健康服务，鼓励发展健康体检、咨询等健康服务，促进个性化健康管理服务发展，培育一批有特色的健康管理服务产业，探索推进可穿戴设备、智能健康电子产品和健康医疗移动应用服务等发展。支持发展第三方医疗服务评价、健康管理服务评价，以及健康市场调查和咨询服务。鼓励社会力量提供食品药品检测服务。完善科技中介体系，大力发展专业化、市场化医药科技成果转化服务。

二、改善政策环境

一是完善法治建设。在法律层面，政府部门应出台定义明确、边界清晰的健康产业管理办法，完善健康产业的立法体系，加强健康产业的法治建设，制定严格的行业标准和规范，使产品与服务有法可依，有章可循。加大对信息安全和知识产权的保护力度，针对生物科技中的伦理问题，设定法律底线。在监管层面，设立专门的监管部门，完善监管制度，优化监管流程，提升监管效率，利用信息技术，建设大数据监管平台。此外，统计部门还应建立健康产业的核算体系，加强信息数据的统计分析，为产业发展路径的制定提供数据支持。

二是加大政策支持。健康产业是各地竞相发展的重点产业，具有广阔的市场需求和良好的发展前景，产业政策支撑在健康产业发展中发挥着不可替代的作用。在产业发展政策支撑方面，鼓励支持重点产业带动引领发展。例如，对于医疗、医药及器械制造业等传统健康产业，鼓励向仿制药、原研药、高端医疗器械制造等领域发展；在健康服务业领域，鼓励融合发展养生、健身、健康咨询等相关领域；加快推进健康产业数字化转型升级，积极拓展数字医保、数字医疗、数字医药等新发展领域。健康产业涉及面广，企业在发展过程中会涉及各种各样的问题，要针对企业在发展中所面临的政策瓶颈和障碍，开展政策试点，列出负面清单，为企业争取先发优势。[①]此外,健康产业的发展也需要完善的社会保障制度支撑,随着生育率的下降和老年人数量的持续增长,需要更加完善的社会保障制度来应对和解决社会经济环境的各种变化。

三是实施条件性减税降费政策,以保障企业在健康产业初期的发展活力。在健康产业发展初期阶段,健康产业市场尚未建立,在经济发展新常态等相关因素的影响下,仅依靠企业扩展以治疗为主的相关业务会造成较大的运营压力,政府应当在发展健康产业初期对相关企业进行条件性减税降费。在发展初期,对于尚处于业务探索期的企业应当对其实施梯度性减税降费,对中小微企业进行税费优惠倾斜,确保它们在健康产业中后期竞争发展中能够具有充分的活力,在降低企业垄断可能性的同时也有助于企业业务专业化水平的提升,让健康产业产品内容更精、类别更细,从而充分满足人民群众的需求。在发展中后期,政府应适当退出部分健康产业领域的竞争,尽可能减少不必要的干预,监管好公益性较强领域内企业的发展;对于公益性稍弱的领域,应让企业作为市场竞争主体充分提升其产品提供效率,避免因企业发展独立性不足而导致产业发展畸形、政府责任过重。

三、营造健康管理社会氛围

增强个人健康责任意识,营造良好社会氛围。当前,国民健康管理责任意识的提升已成为推动健康产业发展的重要驱动力。然而,受计划经济时期近乎免费的医疗保健服务及改革开放后国家社会保障模式的社会保障体系建设等相关改革影响,国民个人健康管理责任意识的发展滞后于GDP的发展水平,社会整体对健康责任的认识尚未真正形成。政府应当提升对疾病预防、健康管理的重视程度,既要引导群众逐步建立个人健康责任意识、养成健康生活习惯、明确个人作为健康首要责任人的角色,也要清晰界定政府在疾病预防与健康管理中的职责边界,不推卸责任,要在个人履行健康管理责任的过程中,针对非个人可控因素引发

[①] 申曙光,马颖颖.新时代健康中国战略论纲[J].改革,2018(4):17-28.

的健康风险、贫困弱势群体的健康风险提供政策支持和资源倾斜。健康中国建设强调面向全体人群进行全方位、全周期的健康管理，必须明确各方主体均有健康管理的责任，实现各方责任的均衡。在责任均衡的基础上，各方的健康管理意识将会明显增强，个人、企业、组织的健康管理需求将更加明确并得到进一步释放，这样才更有利于促进健康市场的构建，让健康经济真正成为新的经济增长动力。

第四节　激发企业参与健康中国建设的内生动力

共享共建是建设健康中国的基本路径。健康中国建设需要发挥全社会力量，促进个人、家庭、政府、企业和非营利组织等主体的积极参与，形成多元共治格局。特别是在大健康产业发展中，应充分发挥市场机制的作用，鼓励各种类型的社会主体与市场主体参与健康产业建设，打造高质、有效的健康产业链，形成多元化健康产业融合发展的全新服务体系。在此进程中，尤为重要的是要着重培育能带动产业发展的龙头企业，并充分发挥央企在健康产业发展中的引领作用。

一、企业参与健康中国建设的目标与方向

为了充分调动市场主体力量推动健康产业发展，《"健康中国2030"规划纲要》明确提出了到2030年"建立起体系完整、结构优化的健康产业体系，形成一批具有较强创新能力和国际竞争力的大型企业，成为国民经济支柱性产业"的发展目标，指出企业应在健康中国建设推进过程中充分发挥其功能作用，尤其明确规划了企业在社会力量办医、健康服务、健身休闲、医药产业等重要领域中的发展方向，要求通过进一步优化政策市场环境，培育多元主体等方式优化多元办医格局；发展健康服务新业态；积极发展健身休闲运动产业；加强医药技术创新，推动转型升级，提升产业发展水平。

健康信息化服务体系是实现健康中国战略目标的重要支撑与保障。

《"健康中国2030"规划纲要》围绕着完善人口信息服务体系建设和加强健康医疗大数据应用两方面内容对健康信息化服务体系的建设作出了全面规划。一是要求到2030年全面建成统一权威、互联互通的人口健康信息平台，规范和推动"互联网+健康医疗"服务，创新互联网健康医疗服务模式，持续推进覆盖全生命周期的预防、治疗、康复和自主健康管理一体化的国民健康信息服务。实施健康中国云服务计划，全面建立远程医疗应用体系，发展智慧健康医疗便民惠民服务。二是推进基于区域人口健康信息平台的医疗健康大数据开放共享、深度挖掘和广泛应用。消除数据壁垒，建立跨部门跨领域密切配合、统一归口的健康医疗数据共享机制，实现公共卫生、计划生育、医疗服务、医疗保障、药品供应、综合管理等应用信息系统数据采集、集成共享和业务协同。建立和完善全国健康医疗数据资源目录体系，全面深化健康医疗大数据在行业治理、临床和科研、公共卫生、教育培训等领域的应用，培育健康医疗大数据应用新业态。

二、企业参与健康中国建设的实现路径

（一）培育龙头企业

面对多元化的健康需求，积极发挥市场机制作用，发展健康产业，是健康中国建设的重点任务。要以核心企业为主导，培育一批技术创新能力、现代管理能力和带动能力强的龙头企业，形成以优势企业为主导的市场格局，提高产业集中度和核心竞争力，促进整个行业的结构调整和持续发展。

培育龙头企业，完善健康产业企业链。长期以来，我国健康产业总体缺少具有较强支撑、拉动作用大的实体龙头企业，对关联产业带动效应较弱；部分地区发展健康产业仍依赖于"粗放式"的招商引资，不注重集约型内涵式发展，所引进的项目之间常缺乏产业联动；部分所谓的大健康产业园区产业集聚效应有待提升，往往仅表现为地理上的松散聚焦，而缺乏产业链上下游之间的紧密联动。企业链是产业链存在和发

展的载体,是指企业之间通过物流、资金流、信息流、技术流等相互作用而形成的链条。产业链中上游企业将中间产品或服务输送给下游企业,实现企业链的协同与延伸。企业链上的不同节点代表了相互作用的不同企业,核心节点是企业链上的优势企业,也就是龙头企业,在企业链中发挥着协同和调整的主导作用。健康产业的企业链中分布着不同细分产业、不同规模和类型的企业,为保持产业链的平稳运行,实现资源的优化配置,提升全产业链的效能,必须以龙头企业为主导。龙头企业应当充分运用其竞争优势,主导全产业链上各个环节的协同运作,不断拓展全产业链的广度和深度。龙头企业的主导地位主要通过行业标准的制定、核心技术的掌控、协同创新的引领、核心成员的发展来实现。以龙头企业为主导,不断整合上下游资源,实现企业之间的分工与协作,从而不断提升企业链效能。[1] 例如,可以选择具有领先技术优势的医药制造企业作为企业链核心,发挥其在技术创新上的竞争优势,整合中医药种植、医药原材料生产等上游产业;可以选择资金实力雄厚、开发经验丰富的地产公司为龙头企业,发挥其在健康小镇开发、设计方面的竞争优势,以健康小镇为核心整合旅游、康养等上下游大健康产业。

以龙头企业为核心,组建产业集群。数字经济时代,企业之间的分工协作越来越趋向于在线化、网络化和数字化,应围绕龙头企业将产业链上、中、下游的协作配套企业连接起来,形成动态的企业合作关系。支持龙头企业做优做强,鼓励跨行业、跨领域兼并重组,形成上下游一体化的企业集团,重点培育一批在全球范围内配置要素资源、布局市场网络、具有跨国经营能力的领军企业。以龙头企业为主,组建产业联盟或联合体。引导中小型企业专注于细分市场发展,在各类企业之间建立良好的战略合作关系。同时,不断巩固基础产业,为健康服务业崛起提供重要驱动力,为健康产业转型升级和高质量发展提供市场主体基础与生态平台支撑。

---

[1] 潘为华,贺正楚,潘红玉,等.大健康产业的发展:产业链和产业体系构建的视角[J].科学决策,2021(3):36-61.

（二）发挥国企引领作用

从中国式现代化发展大局出发，立足于维护国家安全和增进人民健康福祉，还需要进一步支持央企在大健康服务体系建设中充分发挥其作为社会企业的积极作用以及国有企业的综合优势，努力将其打造成为社会企业的典范和行业的引领者。

党的二十大报告强调，要统筹发展和安全，以新安全格局保障新发展格局。健康产业涉及生物安全、食品药品安全与数据安全等诸多关系国计民生的重要领域，需要确保在安全发展的基础上实现高质量发展。央企和地方国企投身于健康产业领域，在培育产业发展动能的同时亦体现了国企的使命和担当。[①] 健康产业必须以安全发展为前提，国有企业在维护数据安全方面具有先天优势。健康产业，特别是医疗保障系统掌握着大量有关看病就医的个人信息，数据安全问题不可忽视。党的二十大报告首次将"安全规范"纳入多层次社会保障体系建设内涵，对社会保障体系建设提出了安全规范的新要求。《中华人民共和国数据安全法》《中华人民共和国个人信息保护法》等法律规章陆续出台，国家医保局也发布了《国家医疗保障局关于印发加强网络安全和数据保护工作指导意见的通知》，进一步强调了数据保护工作的重要性及数据使用的规范问题。国有企业作为国有资本投资或扶持的企业，在数据安全方面负有更重要的责任。因此，政府在与企业合作时，出于数据安全的考虑和担忧，倾向于优先考虑国有企业。有些行业主管部门在进行招标购买企业服务时，非常重视数据安全问题，除了要考察企业的资质和能力外，一般还会优先考虑与国有企业合作。

发挥国有企业引领作用，推进健康产业高质量发展。健康产业是与"人民群众美好生活需要"密切相关的产业，与国民经济各个部门都息息相关，内容广泛。其中，既有以市场需求为导向、由市场机制发挥主导作用的产业，如健康、养老等；也有诸如公共健康、医疗卫生和福利等

[①] 孙一元. 国企担纲大健康产业 [J]. 上海国资，2021（11）：52-55.

以公共服务为导向并由政府发挥主导作用的事业。半公益性也是健康产业的特点。在健康产业的众多细分领域中，健康养老、健康管理、健康数字化等新产业、新业态、新模式的发展速度高于其他医疗、医药等传统领域。然而，这些新产业尚处于发展起步阶段，虽然发展前景广阔，但现阶段仍然存在着一定的挑战。例如，健康养老产业关联性强、覆盖领域广，但由于投资周期长、回报慢、利润低和产业链长等特点，社会资本虽大量进入，却可能因无法快速赢利难以为继，造成社会资源浪费。又如，健康数字化产业属于依赖高技术投入的资金密集型产业，投资风险大，且需要坚守保障全民大健康数据安全性的底线。在此背景下，鼓励国有企业投入健康产业建设，既是社会责任使然，也可以发挥国有资本在该领域的引导带动作用。

需要指出的是，国有企业虽然在与政府相关部门合作时具有一定的优势，但此类业务大多依赖于政策支持和财政资金投入，投入成本高、服务周期长、盈利空间有限。这就需要进一步拓展国有企业参与健康中国建设的业务空间，探索可持续发展的业务模式。对此，党的二十大报告专门指出，要"深化国资国企改革，加快国有经济布局优化和结构调整，推动国有资本和国有企业做强做优做大，提升企业核心竞争力"。由此可见，未来国家政策将为国有企业的发展提供更加坚实的保障。

（三）合理布局企业资源

利用全国统筹的企业优势，合理布局企业资源空间分布。在社会治理过程中，包括社会保障制度在内的多项制度安排并未实现全国统筹，当前也很难实现在全国范围内资源的统一调配，而企业因其管理运营需要具备了全国统筹的主体优势，能够在全国范围内调配资源。由于我国地域辽阔，各省、各地区经济发展水平和发展模式各有不同，文化及社会习俗也有很强的地域性，想要在全国范围内实现真正的健康中国，确保对全体中国人民实现全方位、全周期的健康管理就必须根据地区人口分布及性别年龄结构状况、疾病发病情况、经济发展水平、气候条件等多方面因素进行综合考量，因地制宜分配相关资源。在保障基本、普遍健康管理需求的情况下，企业可根据自身提供的健康产品特点，综合考虑上述因素，区分出企业基本业务与附加业务。对于基本业务，应当以基本、普遍健康管理需求为依据，统筹考虑各地实际健康管理需求分配本企业资源，将基本业务做实、做细，兜住企业发展的底线；对于附加业务，可根据各地不同条件、状况，统筹管理分配全国范围内的企业资源，在提高企业内部资源利用效率的同时让企业产品更具有针对性，成为企业在不同地区的特色和竞争优势，也让人民群众在当地就能获得相关健康管理需求的满足，而不是要跨省市才能实现相关需求的满足，在降低健康管理成本的同时提升健康管理效能，加快推进健康中国实现的进程。

附录1 国新健康访谈记录稿

一、国新健康是如何参与健康中国建设的

问题1：请您介绍一下国新健康的发展历程。

经过30多年的发展，公司已逐步成为"三医"领域内战略目标清晰、业务产品体系成熟、社会效益显著的第三方专业化服务商。回顾公司这几十年的发展，大致经历了四个时期。

在初步探索期，公司的前身海南化学纤维厂于1992年在深圳证券交易所上市，后来更名为"海虹控股"。1999年起，在药品流通体制改革和医药信息技术发展的大背景下，公司的业务范围也紧跟着政策和市场环境变化，正式进入医药行业，成立了医药电子商务有限公司，提供药品在线招标和交易中介服务。之后，公司的医药电子交易业务得到了快速发展。2005年，公司医药电子商务全年代理药品和耗材项目105个，采购金额达到318亿元，医药电子交易业务网上采购额达到了264亿元。2009年，随着国家新医改的全面推开，国家医保制度全面建立，形成了全球最大的基本医疗保障网，公司也开始在医保领域探索新的商业模式，在发展原有医药采购交易业务的基础上，引入先进的管理理念和监管工具，率先在医保基金监管和用药审核等方面开展业务探索研究。

2009年至2016年，公司进入业务转型和创新过渡期，并正式进入医保领域。2010年，首创研发了具有自主知识产权的医保基金智能审核平台，陆续在杭州市、柳州市等地区落地推广，为地方医保管理部门提供医保基金智能审核服务，实现了医保基金审核从过去的人工审核向智能化、自动化转变，极大地提升了基金监管效率和质量。2015年，公司智能审核业务已经覆盖全国24个省份，上线医院超过8 000家，服务

医保管理部门查处大量医保基金违规单据，有效控制了医保基金流失，提升了监管效率。2017年第三方尽职调查数据显示，公司智能审核服务开展6年间，共审查出违规费用553.8亿元，协助医保部门实际拒付129亿元。公司以智能审核为抓手，不断拓展服务范畴，由基本医疗保险服务向商业健康保险服务、医疗机构服务、患者群服务等全面健康服务体系延伸，自主研发了医疗质量智能监控系统、药品信息管理系统等，在业务发展过程中也构建起了国内较为全面、系统、专业的应用型医学知识体系，知识库数据总量超过290万条，审核规则明细超过8 000万条。

2017年至2022年，公司进入持续创新期。2017年是公司发展的一个重大转折点，中国国新成为公司实际控制人，公司名称也在2018年由过去的"海虹控股"改为"国新健康"。公司正式成为央企上市公司，这也是中国国新在健康医疗领域布局的主要战略投资项目。并且在这一时期，外部政策、市场环境也发生了重大变化，2018年，根据国务院机构改革方案，组建国家医保局，将过去分散在多个管理部门的"药、保、价"职能集中统筹，这为充分发挥医保战略购买价值提供了体制保障，也为健康保障服务市场带来了巨大的发展潜力。基于公司内外部环境的重要变化，公司在战略方向、业务体系等方面也作出了重要调整，明确了健康保障服务新体系，主要包括医保基金综合管理服务、医院运营管理与医疗质量管控、药械监管服务。在医保领域，围绕基金监管和支付方式两条主线，公司在智能审核全面推开的基础上，在医保支付方式方面也取得了重要的创新成果。早在2016年就率先落地DRG区域医保支付，首创DRG点数法付费模式并成功落地金华市。此后，随着国家医保局住院支付方式改革的全面推开，公司大力推进DRG/DIP付费服务，目前服务已覆盖超过100个地区。在此基础上，公司紧随国家门诊制度改革方向，在国内首创门诊按人头包干结合APG付费，并于2020年在金华市成功落地，就此打造了从住院到门诊全覆盖的闭环式支付方式解决方案。在医疗领域，公司也将在医保监管领域积累的专业知识、技术和服务经验向医疗服务综合监管领域拓展延伸，围绕医院运营效率提升和高质量发展开发了一系列产品服务，为卫生健康部门、医院、医生和患者提供服务和赋能。在医药领域，公司为政府、医药企业和患者提供服务，主要为国家药监局和地方药监部门提供智慧化药品监管服务和信息化服务。在此基础上，公司也积极拓展创新业务场景，探索打造"三医"联动的新场景和健康服务体系。截至目前，公司业务已覆盖 28 个省份 200 多个地市和超过 20 万家两定机构。

自 2023 年起，公司进入数据要素驱动转型发展时期。"十四五"时期，数字化转型成为经济社会发展的重要主题。2022 年年底，《中共中央 国务院关于构建数据基础制度更好发挥数据要素作用的意见》（简称"数据二十条"）正式发布，旨在全面推动数据要素市场的建设培育，加快数据要素的价值开发、流通、应用，这为数据服务和企业数字化转型带来了难得的发展机遇，并提出了更高的要求，明确了数据市场基于数据价值创造和价值实现的激励导向。在健康医疗领域，数据要素价值化也成为推动数字健康经济发展的关键。在此背景下，公司在原有数字医保、医疗、医药业务的基础上，加快数据要素市场探索，作为场景服务方聚焦医、药、险和"三医"联动探索应用落地场景，并加强自身数据能力建设培养，全面推动数据要素驱动的转型发展。公司在中国国新"7+3+1"战略布局中，也以健康医疗大数据和数字化建设为切入点，重点承接"数字化产业"板块，致力于成为一流的医疗健康保障服务公司，也正在努力推动自身的流程性改革，积极寻求业务发展新突破。

问题 2：国新健康的战略定位是在什么背景下提出来的？

纵观公司数十年的发展历程，每一次重大战略调整，都是在遵循国家政策改革要求和行业发展、市场需求的前提下进行的，是在大势所趋下进行的改革。公司的战略定位与健康中国建设需要及"三医"联动改革紧密相关，在此背景下，公司定位为健康保障服务体系的建设者，并致力于为健康中国建设和"三医"联动改革保驾护航，让人人享有公平公正的健康保障服务。随着健康中国战略的推进，老百姓对健康服务的需求也持续提高。在信息技术不断发展的背景下，未来几年，公司也将继续保持战略定位，落实医保卡位、医疗增收、医药支撑的战略路径。

问题3：国新健康在健康中国建设中提供了哪些产品和服务？

为了更好地参与到健康中国建设中来，公司在"三医"领域不断拓展自身业务，目前围绕监管质控、精准支付和数据创新应用三条主线开发并推出了一系列产品和服务，同时积极探索创新业务，打造互联网健康保障服务平台和生态。监管质控业务线主要面向医保、卫生健康、药监等政府管理部门和医疗机构，提供医保、医疗、医药监管质控系统和服务，并积极探索"三医"大监管一体化场景。精准支付业务线主要以医保支付方式改革为切入点，针对医保局端，提供 DRG 付费、DIP 付费或 APG 点数法付费相应的技术支撑、系统管理服务，打造了从住院到门诊全覆盖的闭环式支付方式解决方案。同时在医院端，公司为医院提供病组测算、病案清单质控等服务，并在此基础上延伸到医院运营管理服务，主要包括医院预算、绩效管理及成本核算，从而降低医院运营风险，提升医院管理水平。数据创新应用服务主要是利用"三医"领域的数据，实现专业数据治理，探索多种数据服务场景，为行业发展赋能。例如，公司针对医疗器械审评审批、药品说明书等市场需求，打造了相应服务平台，为药企提供数据应用服务。此外，公司以政府端（G端）政策为基础，按照延展企业端（B端）服务、重塑用户端（C端）行为的创新思路，积极探索"三医"联动的新业态，重点探索药企和商保两个方向。例如，通过打造慢性病管理/健康管理综合服务平台，提供家庭医生管理、人群健康评估等相关服务；打造处方共享平台，为医院、药店、经办机构等相关方提供处方流转服务；打造商保数据服务平台，为商保公司提供产品服务、直付理赔、理赔风控三大服务体系，为参保人提供便捷的保险服务等。

问题4：您觉得国新健康在健康中国建设中主要扮演着什么样的角色，公司的发展为健康中国建设带来了哪些积极影响？

公司作为行业内领先的健康保障服务提供商，为推动健康中国建设发挥了积极作用。公司自进入健康医疗行业以来，利用互联网、大数据、人工智能等信息技术提供医保基金监管服务、医疗质量安全服务和药械监管等服务,提高了医保、卫生健康和药监等政府管理部门以及医药机构的管理效率,在节约医保基金、提升医疗服务质量和药品安全等方面发挥了积极作用,推动了健康治理新格局的形成。尤其是在医保综合管理服务方面,公司积极开拓创新,走在了行业前列,引领了行业创新性发展。作为央企上市公司,公司一直践行着企业责任,为优化健康服务、完善健康保障、发展健康产业、打造良好的行业生态贡献力量。

问题5:国新健康在这个行业有比较好的发展势头,您觉得是什么支撑了这样的发展?

经过多年的发展和积累,公司的业务呈现了"一个统领、两个领先、三个体系"的特色。"一个统领"是指公司作为央企上市公司,坚持以党的政治建设为统领,全面推进党建工作和业务经营深度融合,始终牢记"国之大者",将服务民生、增进人民健康福祉作为企业发展的出发点和落脚点,强化企业经营发展与创新发展、安全发展并重,加强技术创新,丰富服务内涵,提升服务质量,践行当好人民健康守护人的责任担当。

"两个领先",一是业务覆盖领先。公司服务领域涉及面广、市场覆盖率位居行业前列,以服务数字医保为主体,以数字医疗和数字医药为两翼,是行业内少有的业务覆盖医保、医疗、医药"三医"全领域的专业服务企业,已形成全方位、全链条产品体系,具备打造综合性、平台化健康保障服务体系的能力。二是专业能力领先。公司率先构建了国内较为全面、系统、专业的应用型医学知识体系,并已在业务实践中稳定运行十余年,为公司各项业务发展奠定了核心基础。

"三个体系",一是专业化的服务产品体系。公司立足"资源配置共享点、'三医'联动连接点、政策实施落脚点、医保支付支撑点"的定位,建立了较为科学全面的技术平台和服务产品体系。二是标准化服务流程体系。公司在医保领域服务十余年间,积累了丰富的业务资源和服务经验,形成了一整套较为成熟的工作模式和标准体系,具有较强的可推广、可复制性。三是职业化人才管理体系。全面推行人才管理职业化,根据公司发展和业务需要进行职业类别和岗位划分，在医保服务领域充分体现专业化服务特点，配备了由临床专家、药学专家以及标准数据化、大数据分析和信息技术等人员组成的专业团队，为各项业务开展提供了专业化的技术支持和人才保障。

二、国新健康参与健康中国建设有哪些经验，同时存在哪些问题

问题1：健康中国建设的相关政策、规划给企业发展带来了哪些影响？

首先是明确了健康医疗领域各类企业的发展方向。健康中国战略的实施，既肯定了企业参与健康中国建设的必要性，也明确了企业在健康中国建设中的发展空间及方向。《"健康中国2030"规划纲要》中明确要求"调动社会力量的积极性和创造性"，并在其中多个章节都提及企业在健康中国建设推进过程中应发挥的功能作用，尤其是在发展健康产业部分为企业在社会力量办医、健康服务、医药技术创新等方面指明了方向。此外，也为企业参与健康中国建设创造了良好条件。随着医药卫生体制改革不断深入推进，目前"三医"领域改革已进入系统集成、协同高效推进的阶段，政策路径更加清晰，对各方面的要求也更加明确，并从国家层面鼓励社会力量参与改革，这为企业发展创造了良好条件，第三方社会力量也逐渐成为实现健康中国建设不可或缺的重要力量。

问题2：在健康产业数字化转型的背景下，国新健康是如何积极开发和利用大数据的？

公司主要在提升自身数据能力和创新数据服务产品两个方面发力。首先，公司高度重视健康医疗数据治理体系的构建，持续增强数据积累能力，重塑数据技术底座，搭建数据治理平台。在数据基础方面，我们在已有知识规则体系的基础上，创立了医疗人工智能联合实验室，专注于医疗行业人工智能技术的创新研究，已构建起一个庞大的医疗健康知识图谱。该图谱涵盖了诊断、手术操作、药品、编码等50余种实体类型，实体数量高达2300多万个，并建立了220多万个关联关系。在此

基础上，依托知识图谱进一步开发了医保反欺诈引擎、药学服务引擎以及医学知识引擎等一系列智能平台。在技术创新和数据治理创新方面，公司着力面向"数据二十条"，重构数据和知识底座、新技术底座，引入开放式人工智能数据大模型、细分领域人工智能算法模型等新技术支撑个人健康档案、大数据反欺诈等新业务场景，并且引入隐私计算、区块链等新技术，构建全环节数据安全能力，通过长期服务医保、药监、卫生健康等政府主管部门，积累形成"三医"数据治理体系，为下一步搭建数据治理平台奠定基础。

在业务产品创新方面，公司基于数据基础的奠定、数据治理能力的完善，以及长期在"三医"领域的业务沉淀，赋能健康医疗数据产品建设，创新数据应用场景，在商业健康险、医药器械、大型医疗机构、科研机构等领域，均实现了数据应用场景落地，形成了系列典型应用场景。在浙江省杭州市，公司搭建了老年人意外险理赔直达服务平台，为意外伤害老年人提供免办理赔手续服务，打造"精准、直接、高效"的数字改革新样板。在江西省萍乡市，辅助江西省医疗保障信息平台第三方机构授权查询和使用医保个人信息业务上线，在全国试点工作中期调度中率先完成落地应用，并在全国试点工作评选中获得第一名，得到了国家医保局的高度认可。在山东省东营市，与山东省东营市河口区和东营人民医院共建慢性病管理中心，向患者提供慢性病管理数字化综合解决方案，形成"一个平台、两个中心、三大服务"的慢性病一体化服务管理体系，完善患者一站式就诊体验，保障药品供应，真正提高患者的满意度和幸福感。

问题3：国新健康是如何开拓市场，并与众多政府相关部门达成合作的？

公司自2023年起实施以打造流程型组织为目标的组织机制改革，坚持以客户为中心、以价值为导向、以业务流程为视角，推动流程型组织转型，不断开拓市场，提升及时发现和解决客户问题、满足客户需求的能力，从而提升客户满意度和价值。目前已组建200多个由客户经理（AR）、方案经理（SR）、交付经理（FR）及客户成功经理（CSR）组成的 CC4 项目团队，承接从线索验证到合同关闭的端到端职责。AR 负责市场拓展、项目客户关系的建立和维护；SR 和 FR 协同配合，提供项目解决方案，制定解决方案策略，规划解决方案，制定满足客户需求的恰当方案，并负责合同履行、项目管理和服务交付，确保项目顺利实施。

政府相关部门为了开展日常政务活动或顺利完成某项专业性较强的项目，会在财政部门监督下，以法定的方式、方法和程序，通过公开招标、竞争性磋商等方式购买第三方服务。公司秉承公开透明、公平竞争、公正诚信的原则，组织专业人员认真分析招标文件以及所有事项、格式、条款和规范等要求，编写质量较高的投标文件并进行投标。作为业务体系成熟、战略目标清晰、专业技术过硬的以医保综合管理服务为主的健康保障服务国有企业，公司凭借在健康服务业多年积累的经验、专业能力，中标多地政府项目，并在各级政府管理部门的指导和监督下，开展医保、医疗、医药"三医"领域专业化、市场化第三方服务，确保合同高质量成功履行。

问题 4：行业企业在参与健康中国建设中存在哪些不足，以及国新健康面临着哪些困难？

总体来看，我国大健康产业仍处于初级发展阶段。一是产业结构分布不均。目前，健康产业依旧呈现以治疗为主的产业发展态势，对其延伸性产业链重视不足，传统的医药行业主要的产品和服务都集中于疾病的诊疗，从以疾病为中心到以健康为中心的转变还没有完全实现。二是企业发展水平参差不齐。目前，相关行业标准、服务规范尚不清晰，企业服务质量和效率的衡量很难有统一标准。三是各相关产业内部关联度低，呈松散型发展。这种松散的发展模式不仅不利于资源和技术的有效利用，还不能实现健康产业内的"乘数效应"，无法形成完整的健康产业链。四是缺乏可持续发展的商业运营模式。大健康产业关联性强、覆盖领域广，具有投资周期长、回报慢、利润低和产业链长等特点，投资风险较高，盈利能力不足，可持续发展动力不足。

公司作为利用互联网、大数据、人工智能等技术手段以医保综合管理服务为主业的国有企业，目前发展确实面临着一些现实挑战。一是现阶段受各种因素影响，公司所面临的外部经济政策环境复杂严峻，不确定性增强，给公司发展带来新的挑战。二是市场竞争较为激烈。随着健康服务业的蓬勃发展，众多行业内外的企业纷纷加入市场，这对行业市场的发展是有利的，但也出现了各类企业能力和服务质量参差不齐，以及低价竞争或恶意竞争等问题，破坏了市场秩序。三是随着多项医改政策紧锣密鼓地推出及逐步实施，政府部门作为服务的购买方对我们的业务产品提出了更高要求。但行业内目前还普遍缺乏对第三方专业服务的全面认识，其资金投入更倾向于系统建设，对专业服务的重视程度和资金投入度不足，从而导致我们的专业服务价值无法体现。因此，政府服务标准、规范以及购买方式也有待于进一步优化，从而促进政府和企业之间形成良性互动。

三、企业乃至行业如何更好地参与健康中国建设

问题 1：目前健康产业，特别是健康大数据产业发展状况如何，以及国新健康在健康产业中是怎样规划的？

从总体来看，健康医疗大数据产业近年来发展非常迅速，尤其是2016 年《国务院办公厅关于促进和规范健康医疗大数据应用发展的指导意见》以及 2018 年《国务院办公厅关于促进"互联网＋医疗健康"发展的意见》的出台，推动健康医疗领域初步形成了以信息化建设为基础，以大数据发展和"互联网＋"服务为引领的"一体两翼"发展格局。"十四五"时期，国家进入了加快数字化发展、建设数字中国的新阶段，医疗健康领域也逐步由信息化向数字化、智能化转变。"数据二十条"发布以后，数据作为新型生产要素可以被赋能于各行各业，是未来一个阶段健康医疗大数据产业发展主要的推动力，为大健康产业存量市场的提质增效和增量市场的挖掘提供了新路径。在现阶段，卫生健康部门开展的区域全民健康信息化基础设施条件基本成熟，医疗机构的数字化便民服务广泛开展，医疗数字化产业也逐渐兴起，助力医药研发、医疗技术、健康医疗服务快速发展。但也要看到，目前健康产业数字化在数据

联通、业务应用、网络数据安全等方面还存在问题，数据要素价值潜力也尚未被充分激活，"数字鸿沟""数据壁垒"依然存在，数据治理能力也有待进一步提升。尤其是目前数据开发利用主要面临数据获取周期长、成本高、广度和深度难以满足产业端需求，以及数据供给路径难打通等问题。

公司长期在健康医疗领域提供数字化服务，积累了较为丰富的服务经验，并且在数据安全治理方面，公司作为央企上市公司，高度重视数据安全制度建设，确保数据合规使用，具备开展数据安全规范治理的前提条件和身份优势，可以从多方面、多角度参与健康医疗大数据产业发展。

我们现阶段的总体规划主要还是贯彻中国国新"医保卡位、医疗增收、医药支撑"战略部署，扎实推进数据业务由专业化服务向平台化数据运营服务、向数据驱动转型升级，探索打造以健康医疗大数据为切入点的数字化业务体系，着力把数据优势转化为发展优势，明确战略立足点和机会点。一方面，要在数据治理、数据架构、技术架构等方面加大高端人才引进力度，改善团队整体知识结构，有效补齐人才短板、能力短板、资质短板；另一方面，要努力推动数据深度赋能业务，探索健康医疗数据要素价值实现路径，培育发展新动能，引领和支持业务转型升级，积极服务健康医疗数字化产业发展。

问题2：党的二十大报告首次对社会保障体系建设提出了"安全规范"的要求，"数据二十条"为更好发挥数据要素作用指明了方向。在此背景下，健康保障领域的第三方企业，特别是央企和国企，如何在保证数据安全的情况下充分发挥数据在健康领域的有益作用？

党的二十大报告中提出国家安全体系的建设，涉及经济、金融、网络、数据、生物等十个方面的安全，提出健全社会保障体系，更是强调了安全规范的重要性。此外，"数据二十条"的发布也为数据要素市场的发展按下了"加速键"。特别是2023年11月，国家数据局负责人在2023全球数商大会上明确提出"数据要素×"行动，在智能制造、商贸流通、交通物流、金融服务、医疗健康等重点领域加强场景需求牵引，打通流通障碍，催生新业态新模式，让数据供得出、流得动、用得好，推动数据在不同场景中充分发挥乘数效应。当然，前提是要确保数据安全，要建设安全可信的数据基础设施和流通机制。

目前，全国各地推动组建的国资数据集团较多，数据交易所也多为国有控股，央企和国企在数据要素市场扮演着重要的角色，也肩负了重大的使命和责任，并积极响应"数据二十条"相关要求。在确保数据安全的前提下，可以积极探索数据要素市场运营机制，创新打造数据运营场景，通过数据服务推动"三医"协同发展和治理的价值实现。

具体可以从几个方面入手：一是聚焦"三医"主管部门已有的数据贯穿业务管理流程，提升公共管理服务效率和质量。例如，通过药品全生命周期数据整合，运用"互联网+"推动监管方式创新、流程优化和资源整合，实现国家集采药品在注册、生产、流通、使用、医保结算一码联通下的数智化应用，实现一药品一实销，降低医保支付风险，提升定点药店综合监管水平。二是聚焦行业发展需要，面向商业健康保险、医药器械创新服务等领域，构建健康产业数字化运营新场景。例如，面向健康险行业，为健康险公司提供产品创新、核保核赔、理赔风控等数据服务，解决其运营成本高、参保人理赔时效低等突出问题。面向医药器械行业，运用营销策略模型及交叉验证等数据服务方式，提升药企、定点医药机构精准供应能力，强化营销策略支撑，并逐步延伸至药械研发等新领域。三是利用数字化方式延伸健康医疗服务可及性，提升患者获得感。以服务患者为中心，将分散在"三医"业务板块的患者信息汇聚在一起，形成患者与"三医"相关的健康信息档案，患者可基于办理业务需要随时查询。同时运用大数据、人工智能技术，变被动服务为主动服务，通过分析患者的历史就医行为、平台上的历史访问数据，为参保人推荐服务事项、相关医保政策等，尤其是针对特殊群体如老年人、学生人群，配合政府已有保障措施，提升其"三医"服务的获得感。这些都是可以探索的数据开发应用场景。

问题3：在数据安全方面，国新健康具体采取了哪些措施？

在确保数据安全方面，公司一直高度重视数据安全保障和规范应用工作，践行央企使命和担当，始终将数据安全放在首位。一是建立了"1+4+N"数据合规体系，形成了高效可靠的数据合规管理合力。在此基础上，公司正在持续筑牢网络和数据安全底座，加强数据来源合规建设，实施制度和技术双保障。二是建立公司数据质量管理组织，搭建合规评估体系、数据质量体系和数据标准体系。三是建立"1+2+N"数据安全和网络安全组织体系。在公司党委的统一领导下，数据安全管理工作领导小组与网络安全和信息化工作领导小组统筹，各部门高度参与，由三级数据安全员及系统管理岗、审计岗等专岗多人共同负责，责任层层压实，确保每个项目都有安全责任人。通过保障数据应用、访问和资产安全，并在技术上实现对数据的实时监管，配合经过规范培训的安全组织人员，构成数据安全治理整体架构的建设，为探索数据运营服务场景、搭建数据转化应用桥梁、建立数据安全防护网打下了坚实的数据安全治理基础。

问题4：作为企业主体，国新健康是如何将国家战略与自身发展相结合的，以及在这一过程中是如何体现央企价值和责任的？

健康中国战略明确提出到2030年"健康领域治理体系和治理能力基本实现现代化"的总体目标，并将共建共享作为建设健康中国的基本路径，提出要调动社会力量的积极性和创造性，形成多层次、多元化的社会共治格局。各级医保、卫生健康和药监等部门都在持续推进相关体制机制改革，积极引入第三方社会力量参与改革和公共管理服务，在创新管理思路、优化管理工具和服务方式等方面都取得了很好的成效，为深化医药卫生体制改革注入了新"活力"，为健康医疗服务提质增效增添了新"动力"，也为健康保障服务行业发展释放了新"潜力"，充分体现了改革治理"共建共享、多方参与、以先进技术为支撑"的理念。

以公司自身为例，国新健康作为健康保障领域专业的第三方服务商，积极投身于健康中国建设，充分发挥作为第三方社会力量的优势作用，主要体现在几个方面。首先是提供专业服务支撑。健康医疗领域本身涉及医学、药学、保险、信息技术等多学科，其管理服务离不开专业性的支撑，专业化的第三方服务机构能够运用市场化的管理运营方式，充分吸纳整合社会资源和先进技术，建立全面系统的专业知识体系，开发专业技术工具，打造专业服务团队，这不仅能够有效弥补目前医保管理人手不足、技术手段不够等方面的问题，而且通过专业技术的创新应用，能够有效促进健康医疗领域科学决策、服务高效和管理精细化的实现。其次是实现灵活服务落地。在国家统一规划的制度体系内，各项制度的实际落地执行，需要根据各地不同的实际情况进行本地化的科学调整完善。与政府部门相对稳定的行政管理模式比较，第三方服务机构的资源调配和运作机制较为灵活，在各项制度和政策的落地执行过程中，能够根据地方实际情况和存在的问题，及时对服务策略进行优化调整，提高政策落地的实施效率和质量。再次是开展独立服务运作。由于第三方机构是法人实体机构，具有独立性，更加便于在政府的主导和监督下，实现多方联动和资源整合，能够有效缓解各方信息不对称，也有利于各利益相关方之间的公平合理竞争。同时，能够建立区别于政府行政监管维度的第三方专业化监督评价机制，成为医保社会治理机制良好运转的有效保障。最后是具备成熟的服务能力。随着政策环境和管理需求的逐步明确，第三方社会力量也逐渐探索出较为成熟的参与健康医疗管理服务的路径和方法，并积累了大量的实践经验，能够满足服务对象的需求。同时，丰富多样的服务产品体系基本形成，专业化、独立化的人才队伍逐渐成长，基本具备适应并满足健康医疗公共管理服务需求的综合服务能力。

作为一家央企上市公司，国新健康也积极践行央企社会责任，充分发挥自身价值，希望能够通过不断强化规范，提升参与健康中国建设和服务治理创新的质量与效能。首先是提升作为第三方社会力量的服务能力和质量。从目前来看，第三方社会力量参与"三医"领域治理服务的格局已基本形成，参与服务的深度和广度不断拓展。这就需要持续全面地把提升服务能力和服务质量作为首要任务，促进服务提质增效，重点提升对国家宏观政策和发展方向的研判能力、服务创新能力、新技术应用能力和高效快速的反应能力。其次，公司希望能够推动建立"自律"和"他律"相统一的监督机制。社会力量的广泛参与为健康医疗事业发展带来新的活力，但同时也为规范其服务行为带来挑战，有必要建立"自律"和"他律"相结合的监督机制。这一机制一方面需要政府建立完善相关政策法规，明确管理规范标准，建立激励约束机制等；另一方面需要加强行业自律，建立诚信机制，培养参与主体自身的社会责任意识，从而实现自我约束和监督，规范社会力量服务行为，确保服务质量，也有助于构建公平公正的市场环境，鼓励市场主体公平参与竞争。最后是加强数据技术的创新应用。大数据是重要的国家战略资源，健康中国建设离不开数据驱动、技术驱动。第三方社会力量应该积极配合政府管理部门探索数据应用共享方式和应用场景，加强大数据的开发应用和新技术的优化升级，有效支撑政府决策、精细化管理和公共服务能力的提升，同时确保信息数据安全。

问题5：国新健康希望国家在政策方面如何引导和支持企业更好地参与健康中国建设？

公司多年来在国家政策推动以及各级政府部门的指导帮助下，围绕健康中国战略目标，服务国家"三医"领域改革，开展了一系列业务，当然也希望国家在政策层面给予更多指导和支持。一是希望国家能够在医保改革重点业务工作中给予第三方企业更多服务机会，尤其是鼓励国资国企投入健康保障服务行业建设。在健康医疗数据转化应用、构建医保数据安全防护、推动行业服务质量安全体系建设、构建公平公正的市场环境等方面，给予国有企业更多发展机会。这既是国有企业的社会责任使然，也可以发挥国有企业在该领域的引导带动作用。二是希望能够带动各方，推动行业市场良性发展。例如，在医保领域，由于医保服务行业起步较晚，行业生态建设尚不成熟，需要完善行业标准体系，有效提升企业链效能，治理行业生态和市场竞争环境。公司愿意发挥引领带动作用，积极承担央企使命责任，在推动行业服务质量安全体系建设、构建公平公正的市场环境和推广典型经验等方面发挥积极作用。三是希望政府部门能够进一步健全第三方购买服务制度规范，加强顶层设计，通过出台专门针对购买第三方服务的政策性文件，明确第三方企业服务范围和责任边界，对第三方服务的委托形式、服务内容、服务流程、质量监控等方面进行规范管理，并建立评价指标体系，从多个方面开展综合性评估，探索按绩效付费的合作机制，采取按服务内容付费或根据覆盖医保基金规模按比例付费等服务付费方式，建立相关付费标准，为第三方服务企业提供经费保障。

（本文是谭琳子于 2024 年 1 月 18 日与国新健康副总裁兼国新健康研究院院长孙立群进行访谈的记录整理而成。）

附录2 国务院办公厅关于促进和规范健康医疗大数据应用发展的指导意见

国办发〔2016〕47号

各省、自治区、直辖市人民政府，国务院各部委、各直属机构：

健康医疗大数据是国家重要的基础性战略资源。健康医疗大数据应用发展将带来健康医疗模式的深刻变化，有利于激发深化医药卫生体制改革的动力和活力，提升健康医疗服务效率和质量，扩大资源供给，不断满足人民群众多层次、多样化的健康需求，有利于培育新的业态和经济增长点。为贯彻落实《国务院关于印发促进大数据发展行动纲要的通知》（国发〔2015〕50号）要求，顺应新兴信息技术发展趋势，规范和推动健康医疗大数据融合共享、开放应用，经国务院同意，现提出如下意见。

一、指导思想、基本原则和发展目标

（一）指导思想

深入贯彻落实党的十八大和十八届三中、四中、五中全会精神，牢固树立并切实贯彻创新、协调、绿色、开放、共享的发展理念，按照党中央、国务院决策部署，发挥市场在资源配置中的决定性作用，更好发挥政府作用，以保障全体人民健康为出发点，强化顶层设计，夯实基层基础，完善政策制度，创新工作机制，大力推动政府健康医疗信息系统和公众健康医疗数据互联融合、开放共享，消除信息孤岛，积极营造促进健康医疗大数据安全规范、创新应用的发展环境,通过"互联网+健康医疗"探索服务新模式、培育发展新业态,努力建设人民满意的医疗卫生事业,为打造健康中国、全面建成小康社会和实现中华民族伟大复兴的中国梦提供有力支撑。

(二)基本原则

坚持以人为本、创新驱动。将健康医疗大数据应用发展纳入国家大数据战略布局,推进政产学研用联合协同创新,强化基础研究和核心技术攻关,突出健康医疗重点领域和关键环节,利用大数据拓展服务渠道,延伸和丰富服务内容,更好满足人民健康医疗需求。

坚持规范有序、安全可控。建立健全健康医疗大数据开放、保护等法规制度,强化标准和安全体系建设,强化安全管理责任,妥善处理应用发展与保障安全的关系,增强安全技术支撑能力,有效保护个人隐私和信息安全。

坚持开放融合、共建共享。鼓励政府和社会力量合作,坚持统筹规划、远近结合、示范引领,注重盘活、整合现有资源,推动形成各方支持、依法开放、便民利民、蓬勃发展的良好局面,充分释放数据红利,激发大众创业、万众创新活力。

(三)发展目标

到 2017 年底,实现国家和省级人口健康信息平台以及全国药品招标采购业务应用平台互联互通,基本形成跨部门健康医疗数据资源共享共用格局。到 2020 年,建成国家医疗卫生信息分级开放应用平台,实现与人口、法人、空间地理等基础数据资源跨部门、跨区域共享,医疗、医药、医保和健康各相关领域数据融合应用取得明显成效;统筹区域布局,依托现有资源建成 100 个区域临床医学数据示范中心,基本实现城乡居民拥有规范化的电子健康档案和功能完备的健康卡,健康医疗大数据相关政策法规、安全防护、应用标准体系不断完善,适应国情的健康医疗大数据应用发展模式基本建立,健康医疗大数据产业体系初步形成、新业态蓬勃发展，人民群众得到更多实惠。

二、重点任务和重大工程

（一）夯实健康医疗大数据应用基础

1. 加快建设统一权威、互联互通的人口健康信息平台。实施全民健康保障信息化工程，按照安全为先、保护隐私的原则，充分依托国家电子政务外网和统一数据共享交换平台，拓展完善现有设施资源，全面建成互通共享的国家、省、市、县四级人口健康信息平台，强化公共卫生、计划生育、医疗服务、医疗保障、药品供应、综合管理等应用信息系统数据采集、集成共享和业务协同。创新管理模式，推动生育登记网上办理。消除数据壁垒，畅通部门、区域、行业之间的数据共享通道，探索社会化健康医疗数据信息互通机制，推动实现健康医疗数据在平台集聚、业务事项在平台办理、政府决策依托平台支撑。

2. 推动健康医疗大数据资源共享开放。鼓励各类医疗卫生机构推进健康医疗大数据采集、存储，加强应用支撑和运维技术保障，打通数据资源共享通道。加快建设和完善以居民电子健康档案、电子病历、电子处方等为核心的基础数据库。建立卫生计生、中医药与教育、科技、工业和信息化、公安、民政、人力资源社会保障、环保、农业、商务、安全监管、检验检疫、食品药品监管、体育、统计、旅游、气象、保险监管、残联等跨部门密切配合、统一归口的健康医疗数据共享机制。探索推进可穿戴设备、智能健康电子产品、健康医疗移动应用等产生的数据资源规范接入人口健康信息平台。建立全国健康医疗数据资源目录体系，制定分类、分级、分域健康医疗大数据开放应用政策规范，稳步推动健康医疗大数据开放。

（二）全面深化健康医疗大数据应用

3. 推进健康医疗行业治理大数据应用。加强深化医药卫生体制改革评估监测，加强居民健康状况等重要数据精准统计和预测评价，有力支撑健康中国建设规划和决策。综合运用健康医疗大数据资源和信息技术手段，健全医院评价体系，推动深化公立医院改革，完善现代医院管理制度，优化医疗卫生资源布局。加强医疗机构监管，健全对医疗、药品、耗材等收入构成及变化趋势的监测机制，协同医疗服务价格、医保支付、药品招标采购、药品使用等业务信息，助推医疗、医保、医药联动改革。

4. 推进健康医疗临床和科研大数据应用。依托现有资源建设一批心脑血管、肿瘤、老年病和儿科等临床医学数据示范中心，集成基因组学、蛋白质组学等国家医学大数据资源，构建临床决策支持系统。推进基因芯片与测序技术在遗传性疾病诊断、癌症早期诊断和疾病预防检测方面的应用，加强人口基因信息安全管理，推动精准医疗技术发展。围绕重大疾病临床用药研制、药物产业化共性关键技术等需求，建立药物副作用预测、创新药物研发数据融合共享机制。充分利用优势资源，优化生物医学大数据布局，依托国家临床医学研究中心和协同研究网络，系统加强临床和科研数据资源整合共享，提升医学科研及应用效能，推动智慧医疗发展。

5. 推进公共卫生大数据应用。加强公共卫生业务信息系统建设，完善国家免疫规划、网络直报、网络化急救、职业病防控、口岸公共卫生风险预警决策等信息系统以及移动应急业务平台应用功能，推进医疗机构、公共卫生机构和口岸检验检疫机构的信息共享和业务协同，全面提升公共卫生监测评估和决策管理能力。整合社会网络公共信息资源，完善疾病敏感信息预警机制，及时掌握和动态分析全人群疾病发生趋势及全球传染病疫情信息等国际公共卫生风险，提高突发公共卫生事件预警与应急响应能力。整合环境卫生、饮用水、健康危害因素、口岸医学媒介生物和核生化等多方监测数据，有效评价影响健康的社会因素。开展重点传染病、职业病、口岸输入性传染病和医学媒介生物监测，整合传染病、职业病多源监测数据，建立实验室病原检测结果快速识别网络体系，有效预防控制重大疾病。推动疾病危险因素监测评估和妇幼保健、老年保健、国际旅行卫生健康保健等智能应用，普及健康生活方式。

6. 培育健康医疗大数据应用新业态。加强健康医疗海量数据存储清洗、分析挖掘、安全隐私保护等关键技术攻关。积极鼓励社会力量创新发展健康医疗业务，促进健康医疗业务与大数据技术深度融合，加快构建健康医疗大数据产业链，不断推进健康医疗与养生、养老、家政等服务业协同发展。发展居家健康信息服务，规范网上药店和医药物流第三方配送等服务，推动中医药养生、健康养老、健康管理、健康咨询、健康文化、体育健身、健康医疗旅游、健康环境、健康饮食等产业发展。

7. 研制推广数字化健康医疗智能设备。支持研发健康医疗相关的人工智能技术、生物三维（3D）打印技术、医用机器人、大型医疗设备、健康和康复辅助器械、可穿戴设备以及相关微型传感器件。加快研发成果转化，提高数字医疗设备、物联网设备、智能健康产品、中医功能状态检测与养生保健仪器设备的生产制造水平，促进健康医疗智能装备产业升级。

（三）规范和推动"互联网+健康医疗"服务

8. 发展智慧健康医疗便民惠民服务。发挥优质医疗资源的引领作用，鼓励社会力量参与，整合线上线下资源，规范医疗物联网和健康医疗应用程序（APP）管理，大力推进互联网健康咨询、网上预约分诊、移动支付和检查检验结果查询、随访跟踪等应用，优化形成规范、共享、互信的诊疗流程。探索互联网健康医疗服务模式。以家庭医生签约服务为基础，推进居民健康卡、社会保障卡等应用集成，激活居民电子健康档案应用，推动覆盖全生命周期的预防、治疗、康复和健康管理的一体化电子健康服务。

9. 全面建立远程医疗应用体系。实施健康中国云服务计划，建设健康医疗服务集成平台，提供远程会诊、远程影像、远程病理、远程心电诊断服务，健全检查检验结果互认共享机制。推进大医院与基层医疗卫生机构、全科医生与专科医生的数据资源共享和业务协同，健全基于互联网、大数据技术的分级诊疗信息系统，延伸放大医疗卫生机构服务能力，有针对性地促进"重心下移、资源下沉"。

10. 推动健康医疗教育培训应用。支持建立以国家健康医疗开放大学为基础、中国健康医疗教育慕课联盟为支撑的健康医疗教育培训云平台，鼓励开发慕课健康医疗培训教材，探索新型互联网教学模式和方法，组织优质师资推进网络医学教育资源开放共享和在线互动、远程培训、远程手术示教、学习成效评估等应用，便捷医务人员终身教育，提升基层医疗卫生服务能力。

（四）加强健康医疗大数据保障体系建设

11. 加强法规和标准体系建设。制定完善健康医疗大数据应用发展的法律法规，强化居民健康信息服务规范管理，明确信息使用权限，切实保护相关各方合法权益。完善数据开放共享支撑服务体系，建立"分级授权、分类应用、权责一致"的管理制度。规范健康医疗大数据应用领域的准入标准，建立大数据应用诚信机制和退出机制，严格规范大数据开发、挖掘、应用行为。建立统一的疾病诊断编码、临床医学术语、检查检验规范、药品应用编码、信息数据接口和传输协议等相关标准，促进健康医疗大数据产品、服务流程标准化。

12. 推进网络可信体系建设。强化健康医疗数字身份管理，建设全国统一标识的医疗卫生人员和医疗卫生机构可信医学数字身份、电子实名认证、数据访问控制信息系统，积极推进电子签名应用，逐步建立服务管理留痕可溯、诊疗数据安全运行、多方协作参与的健康医疗管理新模式。

13. 加强健康医疗数据安全保障。加快健康医疗数据安全体系建设，建立数据安全管理责任制度，制定标识赋码、科学分类、风险分级、安全审查规则。制定人口健康信息安全规划，强化国家、区域人口健康信息工程技术能力，注重内容安全和技术安全，确保国家关键信息基础设施和核心系统自主可控稳定安全。开展大数据平台及服务商的可靠性、可控性和安全性评测以及应用的安全性评测和风险评估，建立安全防护、系统互联共享、公民隐私保护等软件评价和安全审查制度。加强大数据安全监测和预警，建立安全信息通报和应急处置联动机制，建立健全"互联网＋健康医疗"服务安全工作机制，完善风险隐患化解和应对工作措施，加强对涉及国家利益、公共安全、患者隐私、商业秘密等重要信息的保护，加强医学院、科研机构等方面的安全防范。

14. 加强健康医疗信息化复合型人才队伍建设。实施国家健康医疗信息化人才发展计划，强化医学信息学学科建设和"数字化医生"培育，着力培育高层次、复合型的研发人才和科研团队，培养一批有国际影响力的专门人才、学科带头人和行业领军人物。创新专业人才继续教育形式，完善多层次、多类型人才培养培训体系，推动政府、高等院校、科研院所、医疗机构、企业共同培养人才，促进健康医疗大数据人才队伍建设。

三、加强组织实施

（一）强化统筹规划

建立党委政府领导、多方参与、资源共享、协同推进的工作格局。国家卫生计生委要综合统筹、强化实施，各有关部门要密切配合、形成合力，推动重点任务落实。各地区要重视健康医疗大数据应用发展，切实搞好总体规划、基础建设、安全监管，确保各项任务措施落到实处。推进健康医疗大数据军民融合发展，促进军地健康医疗数据规范衔接、互通共享、协同应用。加强对健康医疗大数据应用发展的指导，强化对技术研发、新业态构建、应用推广的统筹协调，研究建立专家委员会，组织研究制定发展战略及相关政策、法规、标准。

（二）抓住重点着力突破

从人民群众迫切需求的领域入手，重点推进网上预约分诊、远程医疗和检查检验结果共享互认等便民惠民应用。加快推进基本医保全国联网和异地就医结算。支持发展医疗智能设备、智能可穿戴设备，加强疑难疾病等重点方面的研究。选择一批基础条件好、工作积极性高、隐私安全防范有保障的地区和领域开展健康医疗大数据应用试点，总结经验，扎实有序推进。

（三）加大政策扶持力度

研究制定政府支持政策，从财税、投资、创新等方面对健康医疗大数据应用发展给予必要支持。推广运用政府和社会资本合作（PPP）模式，鼓励和引导社会资本参与健康医疗大数据的基础工程、应用开发和运营服务。鼓励政府与企事业单位、社会机构开展合作，探索通过政府采购、社会众包等方式，实现健康医疗大数据领域政府应用与社会应用相融合。充分发挥已设立的有关投资基金作用，充分激发社会资本和民间资本参与热情，鼓励创新多元投资机制，健全风险防范和监管制度，支持健康医疗大数据应用发展。

（四）加强政策宣传普及

加强健康医疗大数据应用发展政策解读，大力宣传应用发展的重要意义和应用前景，积极回应社会关切，形成良好社会氛围。积极引导医疗卫生机构和社会力量参与开展形式多样的科普活动，宣传普及健康医疗大数据应用知识，鼓励开发简便易行的数字医学工具，不断提升人民群众掌握相关应用的能力和社会公众健康素养。

（五）推进国际交流合作

有序推进健康医疗大数据应用发展的人才技术交流与合作。鼓励相关企业和科研单位开展对国际先进技术的引进、消化吸收和再创新，推动我国自主技术与全球同步发展。加大对国际健康医疗大数据应用标准的跟踪、评估和转化力度，积极参与国际标准制定，增强相关规则制定的话语权。坚持以我为主、加强监管、确保安全原则，稳步探索国际健康医疗大数据应用发展合作新模式，不断提升我国健康医疗大数据应用水平、产业核心竞争力和国际化水平。

2016 年 6 月 21 日

附录 3　关于印发《促进健康产业高质量发展行动纲要（2019—2022 年）》的通知

发改社会〔2019〕1427 号

各省、自治区、直辖市、新疆生产建设兵团有关部门、机构：

　　为贯彻落实全国卫生与健康大会和《"健康中国 2030"规划纲要》部署，加快推动健康产业发展，促进形成内涵丰富、结构合理的健康产业体系，国家发展改革委、教育部、科技部、工业和信息化部、民政部、财政部、人力资源社会保障部、自然资源部、生态环境部、住房城乡建设部、商务部、文化和旅游部、国家卫生健康委、人民银行、税务总局、市场监管总局、体育总局、医疗保障局、银保监会、中医药局、药品监管局制定了《促进健康产业高质量发展行动纲要（2019—2022 年）》。现印发给你们，请认真贯彻执行。

2019 年 8 月 28 日

促进健康产业高质量发展行动纲要（2019—2022 年）

　　健康产业是全社会从事健康服务提供、相关产品生产经营等活动的集合，涉及面广、产业链长、融合度高。大力发展健康产业，是实施健康中国战略、维护和保障人民群众健康的一项重要任务，既是改善民生需要，也是建设现代化经济体系需要，具有重大意义。当前，健康产业仍存在优质医疗资源不足，科技含量不高，跨界融合不充分，健康保险发展滞后，人才要素短缺，营商环境和行业监管不够完善等短板弱项。为深入贯彻党的十九大和十九届二中、三中全会精神，全面落实全国卫生与健康大会和《"健康中国 2030"规划纲要》部署，加强部门协调联动，发挥各方合力，突出重点工作，促进健康产业高质量发展，制定本行动纲要。

一、总体要求

（一）指导思想

以习近平新时代中国特色社会主义思想为指导，贯彻党的十九大和十九届二中、三中全会精神，落实全国卫生与健康大会和《"健康中国 2030"规划纲要》部署，坚持以人民为中心，把人民健康放在优先发展的战略位置，以全方位全生命周期维护和保障人民健康为目标，以供给侧结构性改革为主线，增加健康服务和产品供给，创新发展模式，强化制度保障，为实施健康中国战略提供有力支撑。

（二）基本原则

突出重点、优化结构。以影响人民健康的重大问题、健康产业的主要短板为工作导向，统筹健康产业发展，突出重点，优化产业结构。

深化改革、市场驱动。创新体制机制，充分发挥市场在非基本医疗领域配置资源的活力，更好发挥政府作用。

鼓励创新、科技支撑。将创新驱动作为健康产业发展的重要战略基点，加快关键技术和创新产品研发应用，提高健康产业科技竞争力。

跨界融合、集聚发展。深化健康产业跨界融合，改造升级传统业态，壮大新业态，延长产业链，提高健康产业集聚效应和辐射能力。

（三）工作目标

到 2022 年，基本形成内涵丰富、结构合理的健康产业体系，优质医疗健康资源覆盖范围进一步扩大，健康产业融合度和协同性进一步增强，健康产业科技竞争力进一步提升，人才数量和质量达到更高水平，形成若干有较强影响力的健康产业集群，为健康产业成为重要的国民经济支柱性产业奠定坚实基础。

二、重大工程

围绕重点领域和关键环节实施 10 项重大工程。

（一）优质医疗健康资源扩容工程

建设区域医疗中心。依托现有医疗机构，在全国范围内建设一批高水平临床诊疗中心、高水准临床科研创新平台、高层次人才培养基地，提高区域内疑难病症诊治能力，逐步满足群众就近享有高水平医疗服务的需求，力争肿瘤、心脑血管、呼吸、儿科、创伤等重点疾病在区域内得到有效救治。促进优质医疗资源下沉，推进高水平医院与基层医院建立责任、利益、服务和管理共同体，组建专科联盟，提升基层医疗管理和服务质量。（发展改革委、卫生健康委、中医药局负责，排第一位为牵头部门，下同。）

支持优质社会办医扩容。支持符合条件的高水平民营医院跨区域办医，向基层延伸，实现品牌化、集团化发展。进一步发挥社会办医机制灵活、贴近群众的优势，支持社会力量举办全科医疗、专科医疗、中医药、第三方医技服务、康复、护理、安宁疗护等机构，与公立医院协同发展。开展诊所改革试点，简化诊所准入程序，完善诊所基本标准，试点诊所备案管理，鼓励医师全职或兼职举办诊所。（卫生健康委、发展改革委、中医药局负责）

发展优质健康管理。将家庭医生签约服务作为普及健康管理的重要抓手，增加规范化的健康管理供给，重点增加慢性病、职业病高危人群健康体检、健康风险评估、健康咨询和健康干预服务，完善政府购买服务和考核评价机制。加强家庭医生签约服务智能化信息化平台建设与应用，全面对接居民电子健康档案、电子病历，逐步融入更广泛的健康数据。在签约提供基本服务包的基础上，根据群众健康管理需求和承担能力,鼓励社会力量提供差异化、定制化的健康管理服务包,探索商业健康保险作为筹资或合作渠道。(卫生健康委、财政部、银保监会、医疗保障局、中医药局负责)

(二)"互联网+医疗健康"提升工程

建设全民健康信息平台。有序推进省统筹区域全民健康信息平台建设,逐步将各类医疗卫生机构及健康数据资源接入平台和实现互联互通。建立平台数据资源标准和互联互通交互服务标准,重点推进居民电子健康档案、电子病历标准统一,逐步实现连续记录和信息交换,提高区域健康信息共享水平。(卫生健康委、发展改革委分别负责)

应用健康医疗大数据。建立全国健康医疗数据资源目录体系,建设以居民电子健康档案、电子病历等为核心的基础数据库,与国民体质测定、健康体检以及其他外部数据源加强对接,逐步实现全人群全生命周期的健康信息大数据管理。建立健全健康医疗大数据的信息共享、数据安全、隐私保护政策和应急保障机制。推进健康医疗大数据的安全共享,深化健康医疗大数据在医学科研、教育培训、临床诊疗、产品研发、行业治理、医保支付等方面应用。开发中医智能辅助诊疗系统。(卫生健康委、科技部、体育总局、医疗保障局、中医药局负责)

加快发展"互联网+医疗"。支持依托实体医疗机构独立设置互联网医院,规范开展互联网诊疗活动,提高优质医疗服务的可及度,积极发展互联网健康咨询和健康管理服务,推动线上线下服务一体化。以高水平医院为核心,加快建立远程医疗网络和平台,提高面向基层、边远和欠发达地区的远程会诊、远程影像、远程病理的覆盖度,完善相关付费机制。依托"互联网+"实施进一步改善医疗服务行动计划,以改善就医体验为中心,应用互联网、物联网技术优化医院服务流程,全面实现分时段预约诊疗、区域内检验检查结果互认,逐步推广智能导医分诊、免(少)排队候诊和取药、移动端支付结算、检查结果自动推送、智慧中药房等服务。(卫生健康委、医疗保障局、中医药局负责)

积极发展"互联网+药品流通"。建立药品流通企业、医疗机构、电子商务企业合作平台,在药品流通中推广应用云计算、大数据、移动互联网、物联网等信息技术,简化流通层次,优化流通网络,提高供求信息对称度和透明度。建立互联网诊疗处方信息与药品零售消费信息互联互通、实时共享的渠道,支持在线开具处方药品的第三方配送。加快医药电商发展,向患者提供"网订(药)店取""网订(药)店送"等服务。(商务部、卫生健康委、药品监管局负责)

(三)中医药健康服务提质工程

规范推广中医养生保健和治未病服务。制定促进中医养生保健服务规范发展的政策措施,加强发展指导和行业监督,提高中医养生保健机构规范经营水平,规范服务内容,提高从业人员素质。建立和完善常见中医养生保健服务的规范与标准。鼓励中医医疗机构在技术上支持中医养生保健机构,支持中医师依照规定在养生保健机构提供服务。推广有科学的中医理论指导、有专业人员负责的健康状态辨识与评估、咨询指导、健康干预等服务。支持中医医疗机构发展治未病服务,鼓励基层医疗机构提供治未病服务,在家庭医生签约服务中提供中医治未病服务包,逐步实现每个家庭医生签约服务团队都有提供中医药服务的医师或乡村医生。(中医药局、卫生健康委负责)

提升中医药疾病诊疗和康复能力。围绕提升重大疑难疾病、慢性病诊疗能力,组织开展中药方剂挖掘,集中优势力量实施中医药防治技术开发、新药研发、中西医临床协作攻关。支持中医科研机构、中医医疗机构和企业合作转化中医药研究成果,加快中医健康管理产品和中医诊疗设备商用化。建立中医药传统知识数据库、保护名录、保护制度。支持中医特色突出的康复医院、康复科室发展,发展和应用现代化的中医康复技术。(中医药局、卫生健康委负责)

支持中医药贸易合作。支持社会力量举办中医药服务贸易机构,巩固中医医疗保健、教育培训等传统服务贸易优势,发展"互联网+中医药贸易"。鼓励有实力、信誉好的企业通过新设、并购、租赁、联合投资等方式,在"一带一路"沿线国家构建中医药跨国营销网络,建设中医药产品物流配送中心和经济联盟。通过多双边经贸谈判和合作机制，积极推动中医药服务贸易和产品贸易的发展。（商务部、中医药局负责）

（四）健康服务跨界融合工程

提高健康养老质量。推进健康养老向农村、社区、家庭下沉，推进家庭医生签约服务优先覆盖老年人，建立村医参与健康养老服务的激励机制。重点提高长期照护服务能力，通过适当的医院转型、养老机构提升能力和引导社会力量投入，增加具备长期照护能力的康复、护理和养老机构数量，提高长期照护人员和床位的占比。发展家庭照护者的技能培训服务，增强家庭长期照护能力。试点和推广长期护理保险，完善长期照护等级认定标准、项目内涵、服务标准、质量评价等行业规范和体制机制。推动中医医师到养老机构提供中医保健咨询和调理等服务。推动社会力量建立一批具有中医药特色的医养结合服务示范基地。推进智慧健康养老服务试点示范，搭建医养结合信息共享平台，加强智慧健康养老技术推广。加强对医养结合服务的规范化管理。（工业和信息化部、住房城乡建设部、卫生健康委、民政部、医疗保障局、中医药局分别负责）

深入推动体医融合。建立、完善和应用运动处方库。支持社会力量举办一大批以科学健身为核心的体医结合健康管理机构，围绕慢性病预防、运动康复、健康促进等目标，推广体医结合服务。推广太极拳、八段锦等传统运动，丰富和发展中医体医结合服务。进一步鼓励和引导社会力量参与健身休闲产业发展。制定和实施以户外运动为重点的发展规划，支持消费引领性健身休闲项目发展。完善健身休闲基础设施网络。（体育总局、住房城乡建设部、卫生健康委、中医药局负责）

示范发展健康旅游。加强健康旅游示范基地建设。推进国家中医药健康旅游示范区（基地）建设。打造一批以体检、疾病治疗为主的实体型高端医疗园区，完善对接国际医疗标准的支持政策。开发和推介一批体验性强、参与度广的中医药、康复疗养、休闲养生等健康旅游路线和产品。加强与"一带一路"沿线及周边国家的健康旅游合作，开展国

际（边境）医疗服务项目。（卫生健康委、文化和旅游部、中医药局分别负责）

（五）健康产业科技创新工程

提高科研转化能力。组织实施好国家科技重大专项和国家重点研发计划，积极布局支撑健康产业发展的基础前沿、社会公益、重大共性关键技术研究等公共科技活动。推进国家转化医学重大基础设施建设。推进国家临床医学研究中心建设，形成覆盖全国的协同研究网络，加大对各中心组织医研企协同、开展成果转移转化的评价力度，加强评价结果应用。开展卫生健康领域科技体制改革试点。在科研院所转制、科技资源开放共享、成果转移转化与推广、科技评价机制等方面取得和推广改革经验。深入开展运动促进健康的相关科学研究，推动研究成果产业化应用。（科技部、卫生健康委、体育总局、药品监管局、中医药局分别负责）

推进药品和医疗器械提质创新。对临床急需的新药和罕见病用药予以优先审评审批。改革药品临床试验审评模式，推进由明示许可改为到期默认制，提高临床申请审评效率。推进古代经典名方中药复方制剂简化注册审批。持续推进仿制药质量和疗效一致性评价，完善仿制药技术审评标准和指南体系，发布鼓励仿制品种清单，指导企业合理研发申报。将拥有产品核心技术发明专利、具有重大临床价值的创新医疗器械注册申请列入特殊审评审批范围，予以优先办理。修订医疗器械标准，提高医疗器械国际标准的采标率。继续推进高性能医疗器械创新产品应用示范，加大推广力度。（药品监管局、科技部、工业和信息化部、卫生健康委、医疗保障局、中医药局分别负责）

支持前沿技术和产品研发应用。发挥部门合力，增强科研立项、临床试验、准入、监管等政策的连续性和协同性，加快新一代基因测序、肿瘤免疫治疗、干细胞与再生医学、生物医学大数据分析等关键技术研究和转化，推动重大疾病的早期筛查、个体化治疗等精准化应用解决方案和决策支持系统应用。加快人工智能技术在医学影像辅助判读、临床辅助诊断、多维医疗数据分析等方面的应用，推动符合条件的人工智能产品进入临床试验，积极探索医疗资源薄弱地区、基层医疗机构应用人工智能辅助技术提高诊疗质量，促进实现分级诊疗。支持企业推广穿戴式、便携式、非接触式采集健康信息的智能化健康管理、运动健身等电子产品。（发展改革委、科技部、工业和信息化部、卫生健康委、体育总局、药品监管局分别负责）

开发和推广康复辅助器具。将配备康复辅助器具产品纳入养老服务设施建设扶持政策，推进康复辅助器具社区租赁试点，提高推广效率和降低使用成本。开展国家康复辅助器具产业综合创新试点，支持试点地区产业集聚、服务网络建设、政产学研用模式创新、业态融合发展。支持企业开发养老护理类、功能代偿类、康复训练类康复辅助器具和具有柔性控制、多信息融合、运动信息解码、外部环境感知等新技术的智能康复辅助器具，加强推广应用。加快开发中医康复辅助器具。（民政部、科技部、工业和信息化部、中医药局负责）

提升癌症防治水平。健全癌症防治机制和服务体系，加强国家癌症中心、国家恶性肿瘤临床医学研究中心能力建设。支持适合我国国情、人群特征、地区特点的综合性肿瘤防治技术研究，制定和推广规范化诊治指南。研究实施攻克癌症相关科技计划。支持医疗机构和企业合作开展癌症早期预防、放化疗协同治疗、患者癌痛管理、康复修复等中医药技术研发和成果转化应用。（卫生健康委、发展改革委、科技部、中医药局负责）

（六）健康保险发展深化工程

增加新型健康保险供给。进一步引导健康保险公司开发覆盖特需医疗、前沿医疗技术、创新药、高端医疗器械应用以及疾病风险评估、疾病预防、运动健身等干预性服务的医疗险产品。制定进一步支持商业长期护理保险和照护服务发展的政策。加快适用于多机构执业的医生执业责任险产品准入，鼓励医生、医师协会等参与医生执业责任险产品开发。（银保监会负责）

促进健康保险与健康服务融合。支持健康保险公司开展管理式医疗试点，建立覆盖健康保险、健康管理、医疗服务、长期照护等服务链条的健康管理组织，推动服务模式变革，促进个人落实健康责任，提高保险资金使用效率，提高对医疗费用的管控约束能力。搭建高水平公立医院及其特需医疗部分与健康保险公司的对接平台，促进医、险定点合作。支持健康保险公司开展基于互联网的保险服务，发展健康数据管理业务，提高精细化管理能力。（银保监会、卫生健康委负责）

（七）健康产业集聚发展工程

打造医研产融合的健康产业示范基地。选择一批教学科研资源丰富、临床能力强、产业实力雄厚的城市或区域，以高水平医院为基础，集聚医疗服务、医学教育、医学科研、药械研发、审评检验等高端资源，完善具有健康产业特点的医研产综合协同政策，加强公共服务平台建设，加快发展具备一流人才、一流临床、一流创新和一流产业的高端健康产业集群。支持依托区域优势单位打造医研产融合的健康产业示范基地。（发展改革委、教育部、科技部、工业和信息化部、卫生健康委、药品监管局、中医药局负责）

鼓励发展健康服务集聚区。对健康旅游、健康养老、健身休闲、中医药等服务集聚建立分类指导机制，坚持以市场为导向，引进社会资本，集聚品牌、人才、资本等要素，加快打造一批发展导向鲜明、服务紧密融合、资源高度集聚、政策衔接配套的专业健康服务集群。（民政部、卫生健康委、文化和旅游部、体育总局、中医药局分别负责）

（八）健康产业人才提升工程

加强院校教育培养。制定健康产业人才培养引导性专业目录，调整优化医学教育专业结构，加强紧缺人才培养。以医学双一流建设院校为基础，加快培养基础医学、药学、医疗器械、医学新材料、医疗信息化等方向的高素质研究型人才。加强医教协同，进一步实施好卓越医生教育培养计划。推进以胜任力为导向的医学教育教学改革，增强医学生预防、诊疗、养生保健、康复等健康服务全过程的知识能力训练。扩大全科医生、老年医学、老年护理、康复治疗、中医养生等相关专业人才培养规模。加强卫生职业教育，引导社会资本举办健康产业相关职业院校（含技工院校），支持增设健康服务相关专业和课程，在护理、养老服务等领域扩大对初中毕业生实行中高职贯通培养的招生规模。（教育部、人力资源社会保障部、卫生健康委、中医药局分别负责）

深入推进产教融合。支持建设培育健康产业实用技术技能人才的产教融合实训基地。引导企业、学校合作建立健康服务职业培训机构、实践基地、创业孵化中心，加强以健康需求和市场应用为导向的人才培训。扩大养老护理、公共营养、母婴护理、保健按摩、康复治疗、健康管理、健身指导等人才供给。健全健康服务相关职业技能鉴定机制。完善医学辅助技术人员的培训、考核制度和评价标准。（发展改革委、教育部、人力资源社会保障部、民政部、卫生健康委、中医药局分别负责）

加强健康产业科技人才激励。制定健康产业科技创新高层次人才目录，在相关科技人才计划中予以重点支持，鼓励地方对紧缺急需的高层次人才配套提供生活和工作便利。引导健康产业企业、科研单位建立以知识贡献、价值贡献为导向的科技人才评价标准，强化科技创新创业、科技成果转化、知识产权收益分配、人事制度改革等政策实施，通过知识产权、无形资产、技术要素入股等方式加大对骨干人才的激励力度。（科技部、人力资源社会保障部分别负责）

支持社会健康服务人才职业发展。统筹考虑社会对健康服务的人才需求，增加医学类科研项目、高层次培训等名额对社会办健康服务机构的投放力度。社会办医疗机构专业技术人员与公立医疗机构专业技术人员一样同等参与职称评审。面向社会组建的卫生系列高级职称评审委员会和医疗机构评审委员会中要纳入社会办医行业组织和社会办医疗机构人员，并占有一定比例。巩固医师区域注册制度，逐步探索推广护士区域注册制度。切实保护医务人员在主要执业机构的非工作时间开展多机构执业的应有权利。拓展照护服务人员的职业发展空间。（人力资源社会保障部、卫生健康委、中医药局分别负责）

（九）健康产业营商环境优化工程

优化行业准入。推进落实符合条件的医疗机构设置审批和执业登记"两证合一"。完善医疗机构审批工作流程，实行"一个窗口受理、一次性告知、一站式审批"，压缩医疗机构设置审批、执业登记和医师、护士执业注册等审批时限，加快不同业务信息系统间的融合对接，推广通过在线获取的方式核验所需材料。实施好中医诊所、养老机构内设医务室和护理站备案管理。（卫生健康委、民政部、中医药局分别负责）

落实和加强金融支持。支持符合条件的健康产业企业股权融资、同业并购和发行债务融资工具。鼓励金融机构对健康产品和服务出口、健康产业企业跨境并购按市场化原则给予服务支持。（发展改革委、人民银行、银保监会分别负责）

落实税费政策。落实好健康服务机构按规定享受的税收优惠政策、行政事业性收费减免政策和价格政策。体育场馆等运动健身场所执行不高于一般工商业标准的电、气、热价格，体育场馆按规定享受房产税、城镇土地使用税优惠政策。（发展改革委、财政部、税务总局分别负责）

增加土地用房供给。规范协议出让供应健康产业发展用地，推动采用长期租赁、先租后让、租让结合、弹性年期出让等方式，增加医疗卫生用地供给。以出让方式供地的，土地价款可以按照合同约定分期缴纳。鼓励在新增经营性用地供应中，根据区域卫生等规划实施评估情况，支持配建健康服务设施，完善社区健康服务设施配套建设标准和要求，制定监督落实的机制和办法。鼓励城市合理利用存量用地，探索转型开发、节余土地分割转让、政府收储等方式，盘活土地资源，建设健康产业所需用房。支持社会力量利用边角地、废弃厂房等建设体育场地设施。在不改变用地主体、规划条件的前提下，市场主体利用闲置商业、办公、工业用房经必要改造后用于举办医疗机构的，可执行在5年内继续按原用途和权利类型使用土地的过渡期政策，但原土地有偿使用合同或划拨决定书规定不得改变土地用途或改变用途由政府收回土地使用权的除外。设置的5年过渡期内可暂不办理土地、房屋用途和权利类型变更手续，卫生健康、自然资源、生态环境、住房城乡建设等职能部门要依法依规共同采取有效措施，建立健全既保障安全、又方便合理的管理制度。（卫生健康委、自然资源部、生态环境部、住房城乡建设部分别负责）

（十）健康产业综合监管工程

加强医疗服务监管。加强公立医疗机构综合绩效考核，健全激励约束机制，控制医疗费用不合理增长，强化从业人员执业行为监管，建立便于人民群众获取医护人员执业信息的信息查询公开渠道，加强防范无证行医。加大医疗卫生行业行风建设力度，落实医务人员医德考评制度。强化对营利性医疗机构盈利率的管控，依法公开服务价格等信息。开展对医保违规和欺诈骗保的专项治理，对欺诈骗保的机构解除定点协议。全面推开医疗保险智能监控，探索将医保监管延伸到医务人员医疗服务行为的有效方式，控制医疗费用不合理增长。（卫生健康委、医疗保障局、中医药局分别负责）

加强协同监管。研究建立适应健康产业新技术、新产品、新业态、新模式发展的包容有效审慎监管制度，推动由分散多头监管向综合协同监管转变。重点完善对养老、旅游、互联网、健身休闲与医疗卫生跨界融合的监管，每个融合业态的负责部门要依据业态特点合理界定监管边界，建立部门协作机制。强化药品安全监管，切实保障人民群众用药安全。加强临床研究的伦理审查机制建设，提高违反伦理规范的成本。（工业和信息化部、民政部、文化和旅游部、卫生健康委、体育总局、中医药局、药品监管局分别负责）

加强诚信治理。将医疗卫生、药品、医疗器械行业行政许可、行政处罚、抽检检查结果等信息纳入全国信用信息共享平台，其中涉及企业的信息推送至国家企业信用信息公示系统并依法公示。依法依规建立医疗卫生和药品流通行业黑名单制度。深入开展对无证行医、欺诈骗保等严重失信行为的专项治理，持续加大对虚假违法医药广告的打击力度。建立医疗卫生机构和医务人员不良执业行为记分制度，完善以执业准入注册、不良执业行为记录为基础的医疗卫生行业信用记录数据库。（发展

改革委、卫生健康委、市场监管总局、医疗保障局、中医药局分别负责）

三、组织实施

（一）建立协调联动机制

各部门要高度重视，把发展健康产业放在重要位置，建立促进健康产业高质量发展的工作协调机制，制定本部门落实本行动纲要的配套工作方案，认真组织本行业本领域落实，做好健康产业重大问题研究，及时制定出台配套政策，加强与本行业本领域发展规划的协调。发展改革、卫生健康部门要做好对各项任务举措的跟进和督促。

（二）调动各地积极性

各级地方政府要将促进健康产业高质量发展纳入本地区国民经济和社会发展规划，科学合理定位，认真深入谋划，结合区域实际，突出区域特色，部署落实好促进健康产业高质量发展的工作。要建立容错机制，鼓励地方发扬首创精神、敢闯敢试，因地制宜大胆探索，针对发展难点痛点和新情况新问题加强体制机制创新。有关部门要跟踪和总结地方探索成效，推广好的经验。

（三）建立监测评价机制

完善健康产业统计分类标准，开展健康产业核算工作。发展改革委、卫生健康委要加强对健康产业发展的监测分析与评价，组织编印健康产业年度报告，推动健康产业的宣传推介。

附录4　关于印发"十四五"全民健康信息化规划的通知

国卫规划发〔2022〕30号

各省、自治区、直辖市及新疆生产建设兵团卫生健康委、中医药局，国家卫生健康委机关各司局、委直属和联系单位、中国老龄协会，国家中医药局、国家疾控局机关各司局、各直属单位：

为推动"十四五"期间全民健康信息化发展，国家卫生健康委、国家中医药局、国家疾控局制定了《"十四五"全民健康信息化规划》。现印发给你们，请认真贯彻执行。

2022年11月7日

"十四五"全民健康信息化规划

"十四五"时期是全民健康信息化建设创新引领卫生健康事业高质量发展的重要机遇期，也是以数字化、网络化、智能化转型推动卫生健康工作实现质量变革、效率变革、动力变革的关键窗口期。为抢抓信息革命机遇，加快全民健康信息化建设，培育行业发展新动能，为实施健康中国战略、积极应对人口老龄化战略、构建优质高效的医疗卫生服务体系提供强力支撑，根据《中华人民共和国国民经济和社会发展第十四个五年规划和2035年远景目标纲要》《"十四五"国家信息化规划》《"十四五"国民健康规划》和《"十四五"推进国家政务信息化规划》等文件精神，编制本规划。

一、现状与形势

"十三五"期间,卫生健康行业大力推进健康中国、数字中国两大战略融合落地,深入实施"十三五"全民健康信息化发展规划,加快健康医疗大数据规范应用和"互联网+医疗健康"创新发展,顺利完成各项任务,为支撑卫生健康事业高质量发展发挥了重要作用,取得了显著成效。

(一)制度规范的顶层设计基本形成

出台《关于促进和规范健康医疗大数据应用发展的指导意见》《关于促进"互联网+医疗健康"发展的意见》,制定实施"十三五"全民健康信息化发展规划和安全规划,初步形成以信息化建设为基础、以大数据发展和"互联网+"服务为引领的"一体两翼"发展格局。印发《关于加强全民健康信息标准化体系建设的意见》,制定实施医院、基层医疗卫生机构和公共卫生信息化建设标准与规范、省统筹区域全民健康信息平台和医院信息平台应用功能指引、医院信息化建设应用技术指引,推进病案首页书写规范、疾病分类与代码、手术操作分类与代码、医学名词术语"四统一",发布220多项卫生健康信息化标准,逐步实现信息化建设"书同文""车同轨"。

(二)互联互通的平台基础逐步夯实

国家全民健康信息平台初步建成,省统筹区域全民健康信息平台不断完善,实现各级平台联通全覆盖。建立健全全员人口信息、居民电子健康档案、电子病历和基础资源等数据库,强化医疗服务、医疗保障、药品供应等应用系统数据集成和业务协同。积极推动公立医院逐步接入区域全民健康信息平台,依托平台推动不同医疗机构之间诊疗信息互通共享。全国建成1 700多家互联网医院,7 000多家二级以上公立医院接入区域全民健康信息平台,260多个城市实现区域内医疗机构就诊"一卡(码)通",2 200多家三级医院初步实现院内互通。

（三）疫情防控的应急能力全面提升

发挥大数据在疫情防控、监测分析、病毒溯源、物资调配等方面的重要作用，搭建跨部门数据共享平台，强化部门协同、信息联动、数据共享，支撑重点人群排查与密接人员追踪，降低社会风险。"互联网＋医疗健康"发挥突破时空限制免接触优势，在保障患者就医需求、降低患者感染风险等方面发挥了重要作用，开辟了线上抗疫战场。运用大数据追踪风险人群，提高排查工作精准性、及时性，支撑做到"四早""四清"。推进健康码政策统一和标准一致，实现核酸检测结果和新冠病毒疫苗接种信息全国共享，保障群众有序出行，高效统筹疫情防控和社会经济发展。

（四）便民服务的应用成效不断凸显

推进业务协同体系建设，全国二级及以上医院全面推进落实"互联网＋医疗健康"10项服务30条措施，深化便民惠民"五个一"服务行动，全国各级医院普遍开展互联网健康咨询、分时段预约就诊、诊间结算、医保联网、检查检验结果查询、移动支付等线上服务，优化改造就医流程，看病就医"三长一短"问题得到有效缓解。全国远程医疗协作网覆盖地级市和所有国家级贫困县，实现优质医疗资源下沉基层特别是偏远农村地区，有力促进"重心下移、资源下沉"。推动政务服务事项跨地区远程办理、跨层级联动办理、跨部门协同办理，构建便民服务"一张网"，"互联网＋政务服务"效能大幅提升。

（五）网络安全的防护能力明显增强

贯彻《网络安全法》等相关法律法规要求，印发《国家健康医疗大数据标准、安全和服务管理办法（试行）》，制定卫生健康行业关键信息基础设施认定规则。建立卫生健康行业网络信息与数据安全责任制。健全网络安全治理体系，制定网络安全事件应急预案，完成重大活动期间网络安全保障任务，全面提升网络安全防护能力。加大网络安全管理和技术培训力度，组建网络安全专家队伍和技术支撑队伍，举办卫生健康行业网络安全技能大赛，开展全行业网络安全监测，不断提高快速处置网络安全事件能力，切实提升网络安全保障水平。

总体来看，"十三五"期间我国全民健康信息化建设成效显著，但目前仍处在夯台垒基、爬坡过坎的关键时期，在基础设施、共享应用、投入保障、网络安全等方面还存在短板与弱项，特别是统筹协调机制还不健全，法规标准建设有待强化，信息化建设投入机制有待完善，专业人才较为匮乏，数据要素价值潜力尚未充分激活，"数字鸿沟""数据壁垒"依然存在，网络安全形势严峻复杂，数据治理能力有待进一步提升。从国际上看，全球加速迈进数字化发展快车道，特别是新冠肺炎疫情深刻冲击和挑战全球医疗卫生体系，数字技术在卫生健康领域的应用更加广泛、影响更加深刻。面对数字化变革带来的机遇与挑战，必须进一步夯实全民健康信息化新基建，培育卫生健康服务新业态，提升卫生健康行业发展新动能，构建数据要素治理新格局，努力实现全民健康信息化建设更高质量、更有效率、更加公平、更可持续、更为安全的发展新局面。

二、总体思路

（一）指导思想

以习近平新时代中国特色社会主义思想为指导，深入贯彻落实党的二十大精神，紧密结合卫生健康行业应用需求和新一代信息技术发展大势，把握问题导向、需求导向和应用导向，统筹发展和安全，强化系统思维，以引领支撑卫生健康事业高质量发展为主题，促进全民健康信息服务体系化、集约化、精细化发展，进一步畅通全民健康信息"大动脉"，以数据资源为关键要素，以新一代信息技术为有力支撑，以数字化、网络化、智能化促进行业转型升级，重塑管理服务模式，实现政府决策科学化、社会治理精准化、公共服务高效化，为防范化解重大疫情和突发公共卫生风险、建设健康中国、推动卫生健康事业高质量发展提供坚强的技术支撑。

(二)基本原则

坚持统筹集约,共建共享。坚持统筹布局,深化共建共用,增强全民健康信息化发展的系统性、整体性和协调性,以构建大平台、大系统、大目录为导向,加大信息化建设统筹力度,加强信息化基础设施集约化建设,巩固政务信息系统整合成果,进一步破除数据共享壁垒,畅通数据共享通道,推进数据全生命周期管理。

坚持服务导向,业务驱动。坚持以人民为中心的发展思想,以信息赋能为关键,以优质服务为导向,以智慧决策为基础,以协同治理为手段,形成应用牵引建设、服务促进联通的发展机制,推进信息与业务深度融合,进一步降低服务成本,缩小"数字鸿沟",发展和推广便民惠民服务,推动工作重心下移、优质资源下沉,提升卫生健康服务均等化、普惠化、便捷化水平。

坚持开放融合,创新发展。充分发挥新一代信息技术的优势,构建基于数据驱动的生态系统,强化区域数据汇聚应用,推进跨部门、跨地域、跨层级、跨系统、跨业务的技术融合、数据融合、业务融合,创新数据供给方式,深化数据开发利用,促进行业转型升级,推动关键技术和服务模式创新,推进健康医疗数据资源和基础设施开放共享,不断提高卫生健康行业治理水平。

坚持规范有序,安全可控。树立科学的网络安全观,坚持发展与安全并重,把安全治理贯穿全民健康信息化建设管理应用全过程,划定监管底线和红线,构建权责可界定、过程可追溯、安全可审计的制度规则,切实防范化解风险,建立健全平台经济治理体系,规范资本参与和监管,促进公平和有序竞争,确保数据安全和网络安全。

(三)发展目标

到2025年,初步建设形成统一权威、互联互通的全民健康信息平台支撑保障体系,基本实现公立医疗卫生机构与全民健康信息平台联通全覆盖。加速推进高速泛在、云网融合、智能敏捷、集约共享、安全可控的全民健康信息化基础设施建设。依托国家电子政务外网、互联网、光纤宽带、虚拟专线和5G等网络建设完善卫生健康行业网。全民健康信息化统筹管理能力明显增强，全国医疗卫生机构互通共享取得标志性进展，二级以上医院基本实现院内医疗服务信息互通共享，三级医院实现核心信息全国互通共享。全员人口信息、居民电子健康档案、电子病历和基础资源等数据库更加完善。数字健康服务成为医疗卫生服务体系的重要组成部分，每个居民拥有一份动态管理的电子健康档案和一个功能完备的电子健康码，推动每个家庭实现家庭医生签约服务，建成若干区域健康医疗大数据中心与"互联网+医疗健康"示范省，基本形成卫生健康行业机构数字化、资源网络化、服务智能化、监管一体化的全民健康信息服务体系。

三、主要任务

（一）集约建设信息化基础设施支撑体系

统筹推动全民健康信息平台建设，鼓励地方结合实际，探索多种方式，采取"国家和省两级部署，国家、省、市、县四级应用"总体框架，集约建设各级全民健康信息平台和传染病监测预警与应急指挥信息平台，全面推进医疗卫生机构信息化建设提档升级，鼓励各地因地制宜构建全民健康基础设施云，推动数字健康新型基础设施建设，全方位提升卫生健康信息化基础设施水平。

完善国家全民健康信息平台功能。完善国家卫生健康委政务云基础设施建设和国家全民健康信息平台功能，依托国家电子政务外网和互联网等网络，推动互联互通和数据共享，提升国家与省统筹区域全民健康信息平台的信息枢纽能力。建立国家级个人健康信息索引，支撑实现跨省电子病历、居民电子健康档案查询。完善全民健康信息平台应用支撑、服务注册、资源目录、门户管理等能力，开展应用评价，完善平台"建管用"评价促进机制。加强系统和资源整合，强化数据分析应用，推进数据可视化，实现数据统一标准、一次采集、整合共享、多方利用。

加强省统筹区域全民健康信息平台建设。以建立统一的云基础设施为支撑，构建省统筹区域全民健康信息平台，支撑省、市、县三级应用，推进一体化的数据采集、汇聚、治理、共享和分析应用管理。因地制宜以实体或虚拟方式建立市级、县级全民健康信息平台。以平台为载体整合业务系统，构建功能一致、融合开放、有机对接、授权分管的平台基础功能，逐步实现所有医疗卫生机构规范接入各级全民健康信息平台，纵向联通上下级全民健康信息平台，横向联通同级政府相关部门信息平台，畅通部门、区域、行业之间的数据交换。探索推动社会化健康医疗大数据向各级信息平台集聚。

构建传染病监测预警与应急指挥信息平台。以全民健康信息平台为基础，按照"整体统筹、横向整合、纵向贯通、重点突出"的原则，建立以疾控机构为支撑，以国家级传染病监测预警与应急指挥信息平台为主体，各省省统筹区域传染病监测预警与应急指挥信息平台共建、共治、共享，实现国家与省统筹区域两级平台，覆盖国家、省、市、县四级应用。融合多源数据，拓展异常健康事件、严重症候群、病原学检测、媒体舆情、社会举报等报告渠道，实现对传染病疫情和突发公共卫生事件的快速响应和高效调度处置，为防范化解重大疫情和突发公共卫生事件提供有力支撑。

全面推进医院信息化建设提档升级。将信息化作为医院基本建设的优先领域。按照《全国医院信息化建设标准与规范》《全国公共卫生信息化建设标准与规范》要求，二级及以上医院持续完善医院信息平台功能，整合医院内部信息系统。推进医院新一代数据中心建设，实现医疗业务协同一体化、惠民医疗服务一站式、精准决策支持一门户、信息资源管理一张图、数据分析利用一平台、数据资源汇聚一个库，强化对医院精细化运行管理和全视角决策评价的技术支撑和数据保障。鼓励医院信息系统云上部署，推进医学影像数据存储、互联网服务和应用信息系统分步上云。专科医院参照相应等级综合医院要求，根据医院专科特色和发展需求开展信息化建设。

专栏一　全民健康信息新基建强化工程

1. 加强全民健康信息平台基础设施建设。落实《"十四五"推进国家政务信息化规划》，拓展国家卫生健康委政务云基础设施，增强信息系统快速部署和弹性扩展能力。

2. 提高全民健康信息平台业务支撑能力。发挥平台作为卫生健康政务服务的枢纽作用，支撑"互联网＋医疗健康"服务，优化"互联网＋政务服务"，完善"互联网＋监管"。支撑医联体、医疗联盟、国家区域医疗中心等跨机构跨层级跨地域的业务应用，加强部门间信息共享。推动IPv6、北斗等在卫生健康领域的应用。

3. 提高全民健康信息平台决策支撑能力。发挥平台"健康大脑"作用，集成卫生资源、医疗服务、公共卫生、健康状况、医改监测、食品安全与营养健康等专题指标数据，通过数据的横向对比与纵向查询，提供简洁、方便的操作，加强数据可视化应用，强化决策支撑。

4. 强化数据深度挖掘与分析应用。完善全员人口信息、居民电子健康档案、电子病历和基础资源等数据库。加强基础资源数据库建设，逐步实现医疗机构、医护人员、应急救治、医疗设备、药品耗材、健康管理、产业发展和信息服务等健康医疗基础数据和公共信息资源集聚整合，实现对数据深度挖掘。

5. 加快建立全国"一盘棋"的监测预警和应急处置协同新模式。以国家级传染病监测预警与应急指挥信息平台为主体，以推进全国传染病监测预警与应急指挥信息体系建设为目标，建设完善传染病监测预警与应急指挥信息平台，增强传染病疫情和突发公共卫生事件早期监测预警能力，提高疫情防控和突发公共卫生事件应急处置水平。

6. 建设集医学科学数据、医学研究登记备案信息、研究成果等为一体的国家级医学研究科技资源基础信息平台及综合服务平台，推动国家医学研究登记备案信息系统与生物医学文献服务系统、生物样本库、动物模型资源库等基础研究平台实现对接。加强毕业后医学教育信息管理系统建设。

（二）健全全民健康信息化标准体系

落实《标准化法》，坚持"统筹规划、急用先行、规范有序、协同高效"的原则，逐步形成统一权威、全面协调、管理规范、自主可控的全民健康信息化标准体系。

完善全民健康信息化应用基础标准。按照《关于加强全民健康信息标准化体系建设的意见》要求，研究制订唯一对象标识、对象注册与解析、临床医学术语、检查检验代码、药品耗材应用编码、数据交互接口、数据分析、数据质量、临床决策支持等基础标准，加快健全完善网络安全等级保护、数据安全、个人信息保护等标准体系。推动完善健康医疗大数据、"互联网+医疗健康"、医学人工智能及5G、区块链、物联网等新一代信息技术标准体系和统一规范的国家中医药数据标准和资源目录体系，支撑在应急救治、远程会诊、远程检查、临床辅助诊断决策、公共卫生服务、医院管理等方面应用。鼓励医疗卫生机构、科研院所、高等院校、学会协会、企业等参与团体标准和地方标准的研制工作。积极参与国际标准化组织工作，参与国际标准制定，提升标准国际影响力。

加强全民健康信息化标准应用推广。全面推进基础类、数据类、应用类、技术类、管理类、安全与隐私类等6大类全民健康信息化基础标准在卫生健康行业落地实施，推进病案首页书写规范、疾病分类与代码、手术操作分类与代码、医学名词术语"四统一"。落实全国统一的医疗机构、医护人员等基础资源及信息互联互通编码标准。加强省级区域居民电子健康档案和电子病历数据标准统筹，统一区域全民健康信息平台与医院信息平台的数据接口标准。整合医疗机构内部信息系统，使用统一的数据接口实现共享交换。加强医院、基层医疗卫生机构、公共卫生机构信息化标准建设。

深化全民健康信息化标准服务管理。建立健全国家全民健康信息化标准服务平台，完善卫生健康信息标准元数据管理功能，为标准的研制使用提供技术支撑。强化标准应用程度和建设成效评价，统筹规范有序开展标准应用情况测评，分类分层推进各级各类医疗卫生机构标准化评价，持续推动医疗健康信息互联互通标准化成熟度测评、电子病历系统应用水平分级评价和医疗卫生机构信息化标准建设"自评价"，稳步推进信息化标准评价一体化。加强标准应用成果总结宣传，推广各地标准化建设应用的创新典型案例，提升社会各方的标准化意识和自主标准使用能力。

（三）深化"互联网+医疗健康"服务体系

总结"互联网+医疗健康"支撑新冠肺炎疫情防控经验，将其制度化、常态化，完善"互联网+医疗健康"服务体系，进一步拓展"互联网+医疗健康"服务模式，优化资源配置，提高服务效率，降低服务成本，满足人民群众日益增长的卫生健康需求。

拓展"互联网+医疗健康"服务。进一步贯彻落实国务院办公厅《关于促进"互联网+医疗健康"发展的意见》，健全"互联网+医疗健康"服务体系。持续开展"互联网+医疗健康""五个一"服务行动，推进10项服务30条措施落地落实，构建线上线下深度融合覆盖全生命周期的卫生健康服务模式。大力发展远程医疗，推动优质医疗资源扩容下沉和均衡布局，提高卫生健康服务均等化与可及性。推进"互联网+家庭医生签约服务""互联网+妇幼健康""互联网+医养服务""互联网+托育服务""互联网+营养健康"等，提高重点人群健康服务智能化、专业化水平。开展"互联网+护理服务"，强化与家庭医生签约、延续性护理等服务有机结合，为群众提供个性化、差异化的护理服务。开展"互联网+心理健康服务"，探索构建覆盖全人群、服务全生命周期、提供全流程管理的心理健康和精神卫生服务管理体系。探索开展"互联网+药学服务"模式，推广电子处方区域流转。

加强"互联网+政务服务"。依托各级"互联网+政务服务"平台，强化身份认证、电子印章、数据共享等基础支撑，优化政务服务流程，推进线上线下深度融合，实现卫生健康政务服务事项应上尽上。持续深化生育登记、义诊活动备案、医疗广告审查、消毒产品卫生安全评价报告备案等政务服务跨省通办，实现企业和群众异地办事"马上办、网上办、就近办、一地办"。深入推进出生医学证明电子证照跨地区、跨部门共享，做好出生医学证明电子证照文件在线核验、共享复用工作，全面推广"出生一件事"，方便群众办事，提升政务服务效能。依托全国一体化政务服务平台，拓展电子证照应用领域和证照免提交范围，推动全国互通互认。依托国家级和省统筹区域全民健康信息平台，做好人口死亡登记数据等网络直报信息向基层回流，实现数据一次采集、多方利用。

规范服务保障与监管体系。构建以"双随机、一公开"监管和"互联网＋监管"为基本手段，重点监管为补充，信用监管和在线监管为基础的新型监管机制。依托全民健康信息平台，全面汇聚卫生健康监督、食品安全监管等多层级、多领域、多渠道、多形态的监管数据和关联数据，实现行政审批、行政处罚、监测评估信息互联互通和实时共享。开展线上线下一体化医疗行为监管，确保医疗质量和医疗安全。加强对互联网平台和企业数据行为的监管，运用大数据、人工智能等新一代信息技术实施风险分析和识别，完善个人信息保护，防止数据垄断和商业滥用。

专栏二　数字化智能化升级改造工程

1. 依托国家医学中心，统筹建设一批互联互通的重大疾病数据中心，建立主要疾病数据库和大数据分析系统，推进跨地区、跨机构信息系统互通共享。

2. 将信息化纳入国家区域医疗中心建设范围，建立远程医疗和教育平台，加快诊疗设备智能化升级改造。支持省级区域医疗中心加强智慧医院建设，保障远程医疗需要，优化服务流程，改善就医体验。

3. 加强数字医共体建设。加强县域医共体建设，鼓励依托县级医院建设开发共享的影像、心电、病理诊断、医学检验等中心，加强远程医疗和信息化设备配备，与高水平省市级医院对接，与基层医疗卫

> 生机构联通。在开展紧密型县域医共体建设的地区，建立一体化管理运行和协同服务的信息系统，建设统一的数据库和数据交换中心，提升医共体数字化管理服务能力，实现医共体医疗、预防保健、康复、公共卫生等业务融合集成应用，在医共体内实现就诊一码通行、服务接续、一站式结算，打造数字化智能型医共体。重点支持脱贫地区、三区三州、中央苏区、易地扶贫搬迁安置地区的县级医院完善信息化基础设施配置。

（四）完善健康医疗大数据资源要素体系

加强健康医疗大数据创新应用和行业治理，以促进数据合规开放共享应用为主线，以提升群众获得感、提高行业治理能力、培育数字经济发展新动能为目标，丰富数据供给，提高数据质量，积极构建健康医疗大数据资源要素体系，推进健康医疗大数据应用发展，充分释放数据价值。

加强健康医疗大数据创新应用与行业治理。进一步促进和规范健康医疗大数据应用发展，不断深化在行业治理、临床科研、公共卫生、智能医疗设备等领域的创新应用，积极拓展在疫情防控、监测分析、病毒溯源、物资调配等方面的应用。采取"原始数据不出域、数据可用不可见"等方式，有序推动健康医疗大数据共享应用。建立健全健康医疗数据管理制度，培育健康医疗数据要素市场，激发数据要素价值，推动健康医疗大数据在疾病预防、健康管理、辅助决策、药物研发、医疗保险、精准医疗、营养健康等方面产业化、规模化应用。探索建立数据价值评估体系，完善数据价值评估框架，探索建立政府、高等院校、科研院所、企业等多元协同的健康医疗大数据共治共享机制。

强化数据全流程质控和数据治理。强化医疗卫生机构数据源头质控能力，建立覆盖业务全链条的数据采集、传输和汇聚体系，畅通数据汇聚渠道，推进数据模型设计、数据应用技术、数据质量全流程管理等能力建设，提高数据质量。加快推动卫生健康领域公共服务资源数字化供给和网络化服务，促进优质资源共享复用。依托国家健康医疗大数据创新应用示范中心，建设健康医疗大数据资源目录体系，制定健康医疗大数据分类、分级、分域应用规范，形成一批健康医疗公开数据集，推动积极稳妥、安全有序共享开放。

推进健康医疗大数据中心建设。总结推广国家健康医疗大数据中心试点建设经验，依托京津冀、长三角、成渝地区双城经济圈、黄河流域等重点区域，加强区域优化布局、集约建设和节能增效，加快构建全国一体化的健康医疗大数据中心协同创新体系。依托省级健康医疗大数据中心，开展区域数据中心和国家健康医疗大数据研究院建设，为健康医疗大数据应用发展提供有力支撑。推动国家健康医疗大数据中心建设，逐步完成健康医疗大数据全国总体战略布局。及时总结、推广、组织一批试点成效好、带动效应强的健康医疗大数据示范项目，加强标杆引领示范作用，形成以点带面、点面结合的良好生态。

（五）推进数字健康融合创新发展体系

加快数字健康发展和新型基础设施建设，规范促进新一代信息技术在卫生健康领域深度应用，进一步优化要素配置和服务供给，补齐发展短板，提升服务效率，推动健康产业转型升级。

构建数字健康战略发展新格局。加强顶层设计和机制建设，推进从生产要素到创新体系，从业态结构到组织形态，从发展理念到服务模式的全方位变革突破，进一步适应数字健康发展新趋势，对接国际标准体系，更好服务和融入新发展格局。推进基础设施、法规标准、数据资源、产业发展、安全保障一体化部署，加强在前沿技术研发、数据开放共享、专业人才培养、隐私安全保护等方面前瞻性布局，健全数字健康的政策法规、伦理标准、人才队伍、数据安全等支撑体系。坚持政府主导、多方参与、联合创新、共建共享，鼓励医疗卫生机构、科研院所、企业等协同创新，加强产业链上下游资源的组织协调，共同营造数字健康良好发展生态。

重塑数字健康管理服务新模式。拓展丰富数字健康应用场景和服务空间，构建线上线下一体化服务新模式，提升公共资源供给效率，提高公共服务效用，优化服务流程，改善就医体验，提高群众看病就医的便捷度。发挥居民电子健康档案的基础性载体作用，以家庭医生签约服务为抓手，为城乡居民提供全方位、全生命周期的数字化健康管理服务。拓展数字健康乡村、智慧健康养老、智慧营养膳食、在线医学教育、智慧中医药等服务，不断满足人民群众多层次、多样化、个性化的健康需求。

培育数字健康经济产业新业态。聚焦战略前沿推进重点领域数字健康产业发展，立足重大技术突破和重大发展需求，增强产业链关键环节竞争力，完善重点产业供应链体系，加速产品和服务迭代。发展基于数字技术的健康服务，鼓励发展区域检查检验、在线健康咨询、智能慢病管理等多元化、个性化健康服务，催生一批有特色的数字健康管理服务企业。规范发展第三方机构搭建社会化行业服务平台，完善数字健康产业链、供应链和创新链，打造创新发展的数字健康产业生态。构建数字健康科技创新体系，做大做强卫生健康软件产业，增强高性能医疗器械生产装备、医用材料的自主可控能力和国际竞争力，努力将数字健康产业打造成新的经济增长点。

提升数字健康行业治理新水平。深入开展数字健康政策、数据综合治理等领域的研究，构建部门协同、资源优化、防治结合、平战一体的运行机制，以服务管理、效率提升、功能完善为导向，感知社会态势、畅通信息渠道、辅助科学决策，提升治理能力的现代化水平。推进政务管理服务电子化、自动化、无纸化，破除体制障碍，打破信息壁垒，逐步实现电子健康码、医保结算码、金融支付码等多码融合、业务通办，解决人民群众办事难、办事慢、办事繁问题。建立全方位、多层次、立体化监管体系，逐步实现医疗就诊记录、费用清单、电子处方、电子病历、医疗费用结算记录等有效监管，不断提升数字健康服务能力和监管水平。

> **专栏三　新一代信息技术应用促进工程**
>
> 1. 促进医学人工智能应用试点。开展医学人工智能社会治理实验和国家智能社会治理实验特色基地建设，促进医学影像辅助诊断、数字病理辅助诊断、电生理信号辅助诊断、临床辅助决策支持、医院智能管理、公共卫生服务等应用。
>
> 2. 开展5G+医疗健康应用试点。围绕急诊救治、远程诊断、远程手术、远程重症监护、中医诊疗、医院管理、智能疾控、健康管理等重点方向，促进5G在卫生健康行业的重点应用创新。
>
> 3. 开展"区块链+卫生健康"应用试点。鼓励应用区块链技术加强身份标识管理、卫生健康数据存证、居民电子健康档案共享查阅、药械流通信息追溯、公共卫生事件数据汇聚分析、专病科研数据共享等内容，丰富区块链的应用场景。
>
> 4. 推进医疗物联网应用试点。发挥物联网泛在连接、低能耗、智能感知的技术优势，围绕智慧病房、远程会诊、重大疫情防控救治等需求，优化远程医疗通信网络基础设施，重点推进智能个人定位、个人可穿戴健康智能监测、具备医疗诊断级性能的生命体征感知等终端设备应用。
>
> 5. 开展医疗健康机器人应用试点。推进面向卫生健康行业的服务机器人和特种机器人的研制及应用，主要包括手术、护理、检查、康复、咨询、配送等医疗康复机器人及检验采样、消毒清洁、室内配送、辅助巡诊查房、重症护理辅助操作等卫生防疫机器人。

（六）拓展基层信息化保障服务体系

坚持以基层为重点，加快补齐基层医疗信息化短板，融通汇聚县域内数据，强化数据分析运用，推动基层卫生健康信息化综合治理能力显著提升。

强化基层信息化便民服务。规范居民电子健康档案首页，推进居民电子健康档案信息安全有序向个人开放，经授权开展医疗卫生服务查询和健康咨询，探索向居民提供健康画像，推进居民电子健康档案应用。建立个人健康管理便民惠民服务门户，开设线上线下一体化慢病门诊，提供就诊全流程服务，加强诊后跟踪随访、双向转诊等服务。聚焦重点人群，提供线上随访、复检预约等数字化服务。为基层医疗卫生机构配备智能化设备终端及可穿戴设备，自动采集健康数据信息，减少手工填报和纸质报表，推动基层报表通过信息系统直接抓取自动生成，逐步实现基层数据采集只录一次，提供数字化签约、在线续方等线上健康管理，切实为基层减负。通过手机等移动终端，开展健康教育，提高居民健康素养，加强医患在线交流，密切医患关系。

强化基层信息化基础设施建设保障。依托省统筹区域全民健康信息平台，以实体或虚拟方式搭建县域基本医疗卫生健康数据中心，加快基层卫生健康信息化基础设施建设和紧密型县域医共体信息系统提档升级，推动基层数据上云。基于县域基本医疗卫生健康数据中心，以居民电子健康档案为载体，围绕居民服务需求和家庭医生签约服务场景，搭建区域数字家医服务平台。支撑整合式医疗的基层医疗卫生信息系统，加强基层医学智能辅助诊断系统在基层的推广应用，整合基本医疗、基本公共卫生、家庭医生签约、运营管理、报表统计分析及中医馆健康信息平台，逐步实现不同层级之间的数据互通共享。推广智能化健康管理设施，方便边远地区、卫生资源薄弱地区的患者就近自助就诊取药。

强化基层综合服务监管体系建设。建立一体化综合服务监管体系，开展分级应用，动态掌握基层医疗卫生机构、人员、服务、运行等基本情况，实现基层医疗行为、医疗质量和经费使用等动态监管及药械全过程追溯管理。实施基层卫生健康发展综合绩效评价，推动机构绩效考核自动化、日常化。开展区域健康数据监测、患者疾病谱与就诊流向分析，提升基层卫生治理能力和科学决策水平。在省级统筹下将国家基层卫生健康综合管理平台与县域基本医疗卫生健康数据中心对接联通，建立网络直报信息系统的共享回流机制。

> **专栏四　基层信息化能力提升工程**
>
> 1. 促进基层综合服务监管数字化。落实《全国基层医疗卫生机构信息化建设标准与规范（试行）》，推进基层医疗卫生机构信息系统、公共卫生管理系统、人口信息系统等业务协同，实现卫生健康信息一体化管理和医疗卫生机构间数据互通共享。
>
> 2. 推广智慧家医平台建设。利用区域数字家医服务平台，融合签约服务管理、健康管理、诊疗服务、满意度评价、绩效考核等功能，构建家庭医生和签约居民的数字化联系路径，形成以家庭医生和签约居民为双核心的智能化签约服务新模式。
>
> 3. 推进远程医疗进乡村。建设完善基层远程医疗服务网络，推进基层远程医疗门诊、健康随访、健康监测、会诊、查房等服务，推动优质医疗资源向乡村及偏远地区延伸。

（七）强化卫生健康统计调查分析应用体系

坚持依法统计、应用导向、质量优先、创新发展，健全卫生健康统计调查体系，强化信息化在提升统计数据质量、推进统计数据共享应用、发挥统计监督职能等方面的作用，为卫生健康事业高质量发展提供统计决策支撑。

持续完善统计调查体系。推动统计工作以治病为中心转向以健康为中心，统计领域从医疗卫生扩展至健康服务，逐步构建涵盖卫生健康资源、医疗健康服务、公共卫生安全、居民健康水平、健康影响因素、行业综合治理、健康产业发展等全人群全生命周期的卫生健康统计调查体系，建立贯穿预防、治疗、康复、健康管理等环节的居民健康统计信息闭环。依托全民健康信息平台及国家卫生健康统计网络直报系统，统筹相关数据资源，开展"一老一小"、健康预期寿命测算等常态化统计分析应用。依法制（修）订统计调查制度，规范实施国家卫生健康统计调查制度、国家中医药综合统计制度，建立健全动态调整的健康中国行动监测评估指标体系，推动落实健康中国行动监测评估和考核工作，加强生育和人口形势监测研判，加快建立健康服务业和健康产业核算机制，完善全国卫生服务统计调查及居民卫生服务监测、全民健康信息化统计调查与应用评价。

加强统计数据质量控制。认真贯彻落实《统计法》《标准化法》等法律法规及配套规范要求，完善统计数据标准制度，规范统计数据形成机制，推进卫生健康统计工作数字化转型，推动统计数据采集方式转变，增加从业务系统中直接获取统计数据的比重，提高数据准确性、时效性。建立健全科学规范、权责明晰的卫生健康统计数据质量评估和反馈机制，运用新一代信息技术，创新统计数据质量控制方式，整合统计数据资源，加强分析应用，定期开展统计数据质量评估，推动统计数据全流程质量控制。

强化统计数据共享应用。依托全民健康信息平台，加快整合业务重叠、分散独立的信息系统，整合各相关部门统计调查数据，最大限度发挥统计数据分析价值。建立完善卫生健康统计信息发布机制，通过相关渠道向机构和社会公众开通查询功能，及时高效发布统计信息。制定统计信息共享管理服务规范，建立健全统计信息资源目录和共享机制，积极推动统计信息共享、交换和应用研究。推进统计数据安全有序开放，探索建立与高水平医疗卫生机构及高等院校、科研院所、企业等社会第三方智库的合作机制，围绕重点难点问题，开展统计调查大数据融合应用，发挥行为分析、态势感知、预测预报、政策评价与模拟等方面辅助决策作用。

全面提升统计监督效能。加快构建系统完整、协同高效、约束有力的卫生健康统计监督体系。督导各级卫生健康行政部门严格执行统计调查制度，充分发挥信息化在统计监督中的作用，依法依规开展统计调查。稳定统计调查队伍，增强卫生健康统计归口管理部门及统计技术支撑机构的专业力量，为依法开展统计调查工作提供基础条件保障。

（八）夯实网络与数据安全保障体系

坚持发展与安全并重，完善网络安全和数据安全制度，围绕网络与数据安全全链条、全要素、全周期加强教育培训和宣贯，加大网络安全投入，切实防范化解风险，提高安全防护能力，不断完善网络安全和数据安全综合防范体系。

全面落实网络安全和数据安全相关法规标准。贯彻落实《网络安全法》《数据安全法》《个人信息保护法》《密码法》《关键信息基础设施安全保护条例》及配套标准规范要求，履行好法律赋予的网络安全、数据安全监管权和行政执法权。在严格落实网络安全等级保护制度及商用密码应用等基础安全保障制度的基础上，以关键信息基础设施安全为重点，落实数据出境安全管理制度，加强医疗设备相关网络和数据安全监管，全面落实网络安全管理要求。研究制定卫生健康信息管理办法和相应的标准规范，对合理使用数据提供合规指南，对违规行为及时予以纠正。

完善网络安全和数据安全责任体系和管理制度。落实党委（党组）网络安全和数据安全责任制，压实主体责任，落实网络安全审查办法，强化绩效考核和评价机制。加强技术支撑机构建设，完善行业网络安全和数据安全监测、检查和通报机制，增强网络安全和数据安全应急响应能力，完善人防、物防、技防、制防、时防相关制度和措施，全面提升网络安全和数据安全管理能力。探索信息技术应用创新试点示范，提升供应链安全管理能力。

构建卫生健康行业网络可信体系。建设一批医疗卫生机构商用密码应用示范，全面推广商用密码应用，完善卫生健康行业商用密码应用体系。建设各类医疗卫生机构、人员和患者可信数字身份管理系统，实现医患可信身份电子认证和电子签名，保证访问、处理数据的用户身份真实，确保网络行为可管、可控、可溯源。完善卫生健康行业电子认证服务体系，实现电子认证服务跨区域互信互认。

> **专栏五　关键信息基础设施安全保护工程**
>
> 1. 建设关键信息基础设施监测预警和威胁分析平台。完善行业资产库及相关知识库，建设安全态势感知平台，结合威胁信息分析研判机制，支持威胁信息、漏洞信息与资产信息的快速匹配，提升监测预警与快速处置能力。
>
> 2. 制定数据分类分级指南，确定核心数据、重要数据和一般数据目录，提出相应保护的管理要求和技术措施，提升数据安全和个人信息保护能力。
>
> 3. 建立关键信息基础设施首席网络安全官、专职安全管理员、关键岗位人员分类培训体系，加强实战，持证上岗。

四、优先行动

遵循全民健康信息化发展规律，坚持整体推进与重点突破相结合，在不断夯实信息化基础设施建设，持续推进"互联网＋医疗健康"便民服务与健康医疗大数据应用发展的基础上，通过优先开展一批行动，着力在信息互通共享、健康中国建设、重点人群智能服务等方面取得突破性进展，推动全民健康信息化向数字健康跃升，增强人民群众获得感、幸福感和安全感。

（一）互通共享三年攻坚行动

以普及应用居民电子健康码为抓手，建立居民以身份证号码为主、其他证件号码为补充的唯一主索引，推动"一码通用"。依托区域全民健康信息平台，推动检查检验结果互通共享。基于省统筹区域全民健康信息平台，推进省级影像云存储基础设施建设，实现检查检验数据智能、高效、融合、经济的存储和传输。国家和省级建设电子病历、居民电子健康档案索引库，地市级及县级建成与区域全民健康信息平台相衔接的全量电子病历、居民电子健康档案信息库，依托国家全民健康信息平台，在保障网络安全和保护个人信息的前提下，推进电子病历、居民电子健康档案跨省查询。通过移动端应用，各省实现向本人提供电子病历、居民电子健康档案实时查询服务。

（二）健康中国建设（行动）支撑行动

健全健康中国行动统计调查制度，进一步构建全面覆盖健康中国建设、健康中国行动主要指标的健康中国监测评估指标体系。以数字赋能为抓手，推进健康中国建设（行动）监测评估、考核信息系统与全国爱国卫生资源管理系统的建设，逐步实现数据跨部门、跨层级共建共享，增强数据时效性。完善健康中国监测考核和决策分析体系，开展动态监测和定期评估，探索建立健康中国行动综合指数和分类指数，及时掌握健康中国建设（行动）实施进度和成效，提升健康中国行动实施效果的精准性和有效性。推动"互联网+精准健康科普"，探索建立健康科普数据平台，满足全生命周期不同人群对不同健康科普的需求。鼓励各地依托现有资源，运用新媒体，推进全民健康生活方式行动，强化家庭和高危个体健康生活方式指导和干预。

（三）智慧医院建设示范行动

按照《全国医院信息化建设标准与规范》要求，加强医院信息化标准化规范化建设。基于医院信息平台整合医院内部信息系统，构建线上线下一体化服务，提升患者就医满意度。推进医疗数据统一管理，加快临床诊疗无纸化进程。鼓励应用临床诊疗辅助决策系统优化医疗服务场景。优化门急诊就医流程，推进院前与院内急救无缝衔接。支持各地探索建立统一的"互联网+医疗健康"服务入口。推动提升中医医院智慧化水平，鼓励智慧中药房建设，提高中医药数字便民服务能力。鼓励医疗机构积极拓展智慧管理创新应用，提升医院运营管理效率，支持医疗、服务、管理、科研一体化监管。

（四）重点人群智能服务行动

以社区与家庭为基础，搭建医养康养信息化服务平台，积极构建医防融合体系，强化数字医养康养服务应用。依托全民健康信息平台，优化妇幼健康信息系统、人口统筹管理业务应用系统，建设全国托育服务信息管理系统，完善全国老龄健康信息管理系统，推进数据统一接入，实现业务协同、数据共享和统一监管，不断推进云上妇幼、智慧养老与智慧托育服务，建设可视化风险地图，强化重点人群和场所监测。完善全国一体化职业健康信息管理平台，推进职业健康信息化建设应用，实现职业健康信息的横向联通、上下联动和动态管理，提高职业病危害风险监测预警与智能决策的支撑能力。

（五）药品供应保障智慧监测应对行动

实施国家药品供应保障与使用评价能力提升工程，健全国家药品供应保障综合管理平台功能，完善药品使用监测、临床综合评价和短缺药品预警信息化支撑体系。建设国家和省两级药品使用监测系统，构建国家、省、市、县四级药品使用监测网络，加强医疗机构药品智能化监测及数据采集能力，推动实现全国二三级公立医院全覆盖和80%基层公立医疗卫生机构基本覆盖的总体目标。优化短缺药品多源信息采集和供应业务协同应用系统建设，有效提升监测预警、分析研判、应对处置的综合能力，不断健全短缺药品保供稳价长效机制。以基本药物、急（抢）救药和儿童、老年人、罕见病患者等重点人群用药为重点，健全药品供求大数据监测系统，不断健全药品供应保障制度体系。建设药物政策辅助决策系统，实现药品应用编码（YPID）标准的全面推广应用和多码联动，提升药政治理数字化水平。

（六）数字公卫能力提升行动

统筹推进与相关部门信息系统联通，提高监测预警、实时分析、集中研判和辅助决策的能力。建立集中统一高效的应急指挥辅助决策体系，提升疫情应急处置能力和精准防控水平。加强公共卫生信息系统与各级全民健康信息平台及各级医院、基层医疗卫生机构等业务信息系统的高效对接与数据共享，完善传染病疫情和突发公共卫生事件监测相关标准，提高医防信息融合水平。运用数字技术建设"智慧食安",实现风险动态可视化,支撑风险预警、趋势研判和科学决策,全面提升食品安全监管和服务能力。依据全国食品污染和食源性疾病时空分布及变化规律,绘制主要污染物和食源性疾病风险地图,强化监测和风险预警能力,加强食品安全信息惠民服务。加强健康码标准规范使用,强化赋码和转码规则规范实施,推进互通互认、一码通行。以数字化转型打造"数智卫监",实现风险可预警、数据可分析、监管可联动,提升事中事后监管规范化、精准化和智能化水平。

(七)"互联网+中医药健康服务"行动

统筹建设国家和省级中医药数据中心,加强全民健康保障信息化工程中医药业务平台应用与完善,强化与全民健康信息平台互联互通。优化升级中医馆健康信息平台,扩大联通范围,推进与基层医疗卫生机构信息系统集成应用。深化数字中医药体系。鼓励地方加强中医医院信息化建设,加快信息基础设施提档升级,推动构建以中医电子病历、电子处方等为重点的基础数据库,推动一体化共享、一站式结算等数字化便民服务,鼓励医疗机构研发应用名老中医传承、智能辅助诊疗系统等具有中医药特色的信息系统。

(八)数据安全能力提升行动

落实数据安全法规制度和标准,严格核心数据管控,加强重要数据保护,规范一般数据管理。加强重要数据和个人信息出境安全评估、监测和检查,及时发现安全隐患,防止数据违规出境。建设数据安全态势感知平台,丰富技术检查监测手段,组建行业专门技术支撑机构,落实风险评估、监测预警和应急处置等制度,提升网络安全和数据安全保护能力。开展行业网络安全比武竞赛、攻防演练,提升行业实战对抗能力,加强行业网络安全人才培养。推动分布式存储、多方安全计算等关键技术研发和应用,运用人工智能、区块链等新一代信息技术进行数据安全防护。做好个人信息安全保护,重点保护大规模个人信息和敏感个人信息。加强知识普及和法规宣贯，组织教育培训，提高全行业人员网络安全和个人信息保护的意识和能力。

五、组织实施

（一）加强组织领导，强化统筹协调

坚持党对网络安全和信息化工作的集中统一领导，把信息化发展摆到工作全局更加突出的位置，发挥网络安全和信息化工作领导小组决策和统筹协调作用，坚持"一把手"亲自抓、负总责，将其纳入重点工作计划和列入各部门年度考核指标，形成"一盘棋"工作格局，构建数据资源一体化统筹管理体系，协调推进各项重大任务、重点工程和优先行动。

（二）完善规章制度，健全政策体系

统筹全民健康信息化制度建设，制定与发展相匹配的医学伦理、数据确权、数据交易、网络安全等规章制度，健全全民健康信息化建设发展的政策体系，完善适应卫生健康信息化行业特点的技术创新、知识产权、数据共享、安全保障等标准规范。强化执法监督与能力建设。各地要健全投入保障机制，切实推动全民健康信息化建设可持续发展。

（三）加强队伍建设，强化人才支撑

注重拓宽人才培养渠道，充分发挥高等院校、科研院所特别是国家健康医疗大数据研究院等机构在全民健康信息化工作中的智力支撑作用，加快建立适应行业特点的新一代信息技术创新应用人才队伍培养体系。研究制定卫生健康信息化人员配备标准，突出加强数据分析、网络安全等技术人员配备。完善人才使用培训机制，针对不同层次信息化人员的岗位需求制定系列培训计划。完善专家决策咨询机制，发挥专家在前瞻性研究、信息化规划、重大项目论证、新技术应用等领域的智力支撑。鼓励各地探索建立首席信息官制度。加强对生物医学工程、医学信息技

术等新专业和交叉型人才建设，营造促进实用型人才与复合型人才协调发展的政策环境，为推动全民健康信息化高质量发展提供有力支撑。

（四）严格监督评估，强化任务落实

支持将医院信息化互联互通情况纳入医院绩效考核、医院等级评审等工作中，将全民健康信息化建设发展情况纳入卫生健康部门的考评范围，与经费拨付、设备配置、绩效评价和人员考核相结合。要加强调查研究，督促指导信息化工程与重点任务的实施，分析研判风险，及时解决重点领域与关键环节存在的问题，适时发布年度发展报告，切实抓好规划落地落实。

（五）深化国际交流，实现共赢发展

坚持安全发展、协同共进的原则，参与全球数字健康国际合作，加强与多双边平台机制的对接，深化与国际组织、产业联盟和科研机构的交流合作，推广数字健康相关技术、产品、标准、服务、规则和共识，注重对国际卫生健康信息化应用标准的跟踪、评估和转化，推动我国自主技术与全球同步发展，探索国际健康医疗发展合作新模式，不断提升我国全民健康信息化应用水平、产业核心竞争力和国际影响力。